樂活一生

有尊嚴又快樂的活一輩子

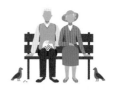

魏怡嘉、黃子明等　著

中國時報　編

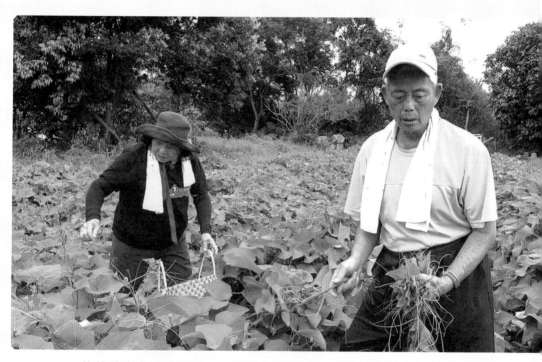

花蓮慈濟志工洪清海、林瓊雲夫婦已經簽署預立醫療決定，他們都不希望帶給孩子困擾，兩老每天仍然樂觀種菜。

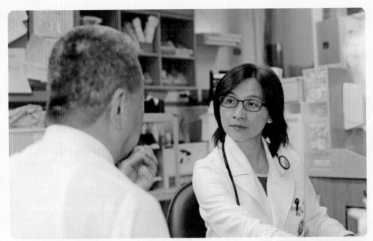

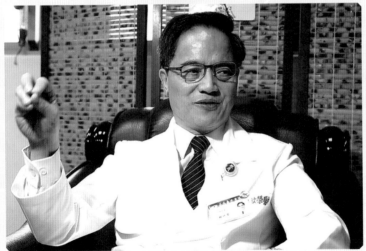

▲ 花蓮慈濟醫院急診室主任賴佩芳加入諮商團隊（右）。（慈
濟醫院提供）

▼ 花蓮慈濟醫院院長林欣榮。（杜宜諳攝）

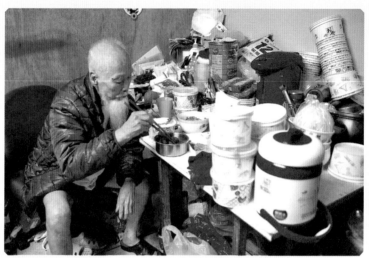

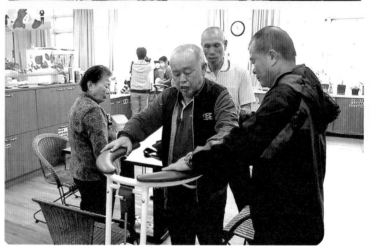

▲ 獨居的林奕達爺爺膝下無子女，獨居的日子宛如與世隔
　絕。（王英豪攝）

▼ 老五老日照中心對前來長輩的照護無微不至，讓長輩對日
　照中心有家的感覺。（杜宜諳攝）

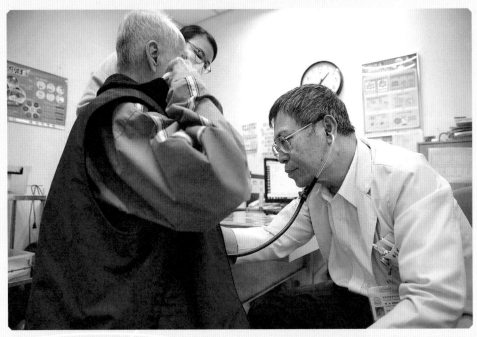

台中石岡日照中心林奕達（左）爺爺，因心血管及慢性病需定期前往醫院，東
勢農民醫院副院長劉進益（右）為老爺爺檢查身體狀況。（王英豪攝）

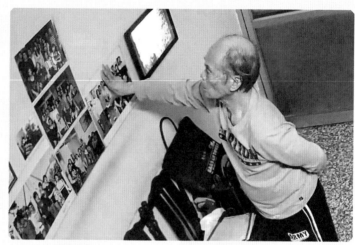

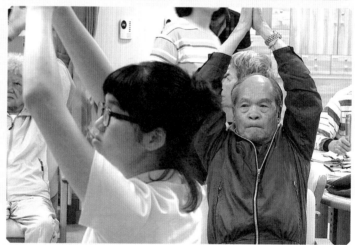

▲ 居住嘉義的阿傳老先生近年出現失智徵兆。

▼ 居住嘉義的阿傳老先生雖然失智，但生性開朗幽默。

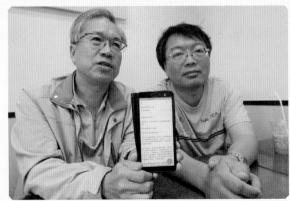

▲ 李瑞傳大兒子李西
南與二兒子李西文。
▼ 日照中心提供各項
服務。

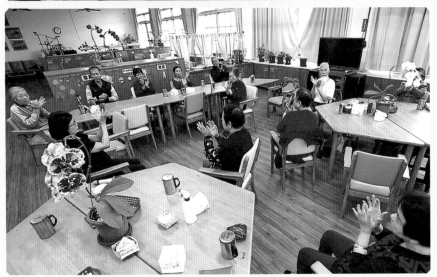

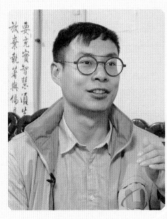

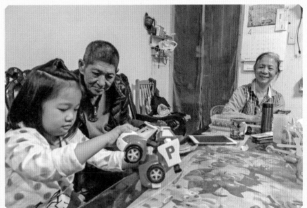

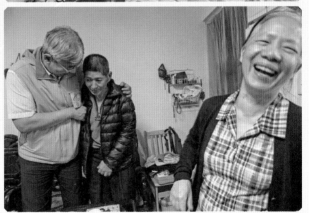

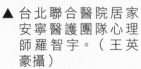

▲ 台北聯合醫院居家安寧醫護團隊心理師羅智宇。（王英豪攝）

▶ 酒精性肝硬化的邱志成（中）居家安寧，妻子李素真（右）承擔照護重任，但仍樂觀面對。

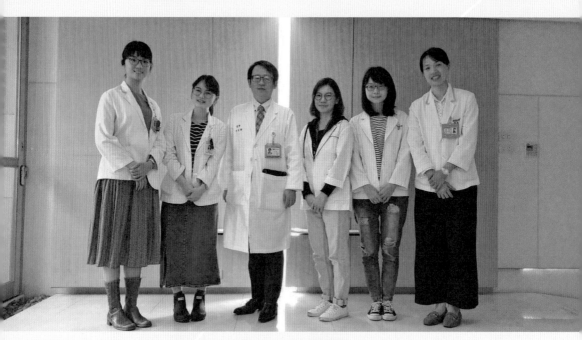

方俊凱（左3）與心理腫瘤學安寧療護心理師團隊。（方俊凱提供）

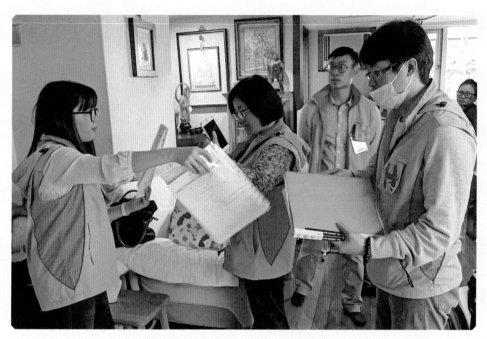

居家安寧的 98 歲顏奶奶臥床多年，醫療團隊人員正在討論奶奶相關問題。（黃子明攝）

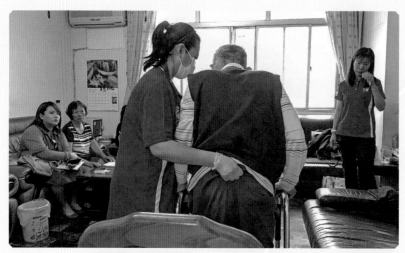

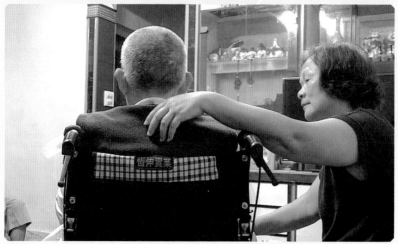

▲ 巴金森氏症的陳阿伯選擇居家照護，居服員每天除了協助他運動復健，也會推著他到住家戶外散心。（黃子明攝）

▼ 嘉義陳伯伯（中）罹患帕金森症造成身體機能退化，陳太太（右）經常透過言語和肢體接觸來鼓勵陳伯伯力抗病魔。（黃子明攝）

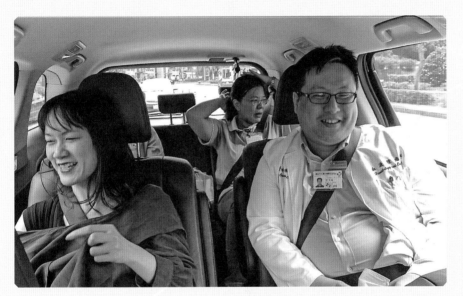

萬芳醫院安寧病房主任張家崙（右），偕醫療團隊深入偏鄉，為居
家安寧病人療護。

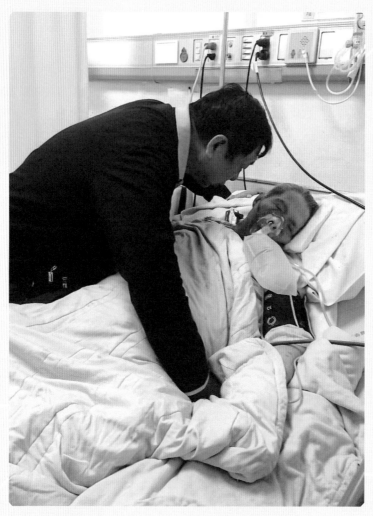

西安台商協會副會長何善溪（左）為安寧療護盡一己心力。
（黃子明攝）

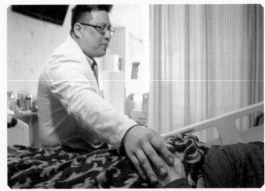

▲ 面對病患最後一段路，萬芳安寧病房主任張家崙不僅要協助病患對抗腫瘤，也要讓病患舒服的走，有個圓滿人生。（王英豪攝）

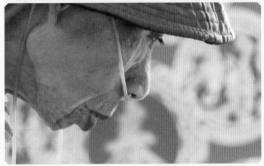

▼ 萬芳醫院安寧病房主任張家崙與團隊經常訪視選擇居家安寧照護的新北市雙溪肺癌患者盧張雪子。（黃子明攝）

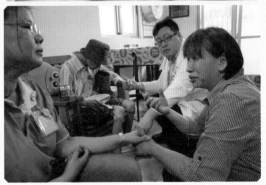

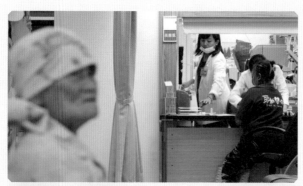

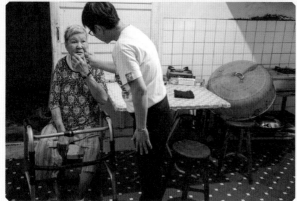

台灣最南端的恆春基督
教醫院提供到院醫療、
日照中心、居家照護、
送餐等服務，建立起緊
密又獨特的醫病關係。
（黃子明攝）

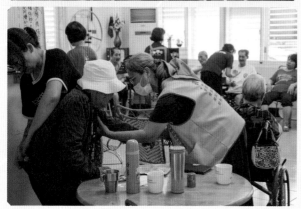

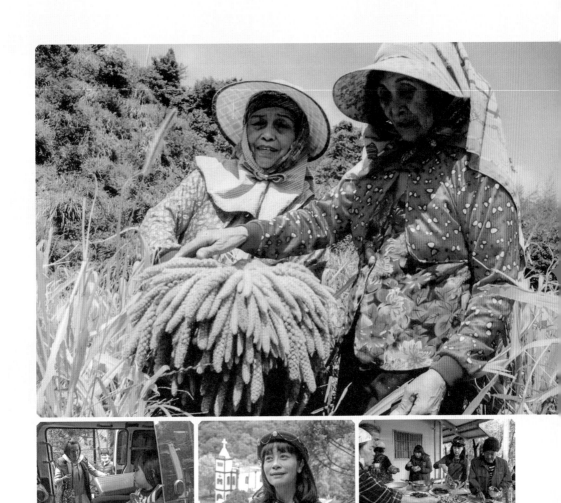

振興醫院安寧照護科護理長吉娜‧吉瓦思（中）小時生活在復興鄉比亞外部落，如今協助經營比亞外文化健康站回饋家鄉，仍會經常回到部落與族人共食互動。（黃子明攝）

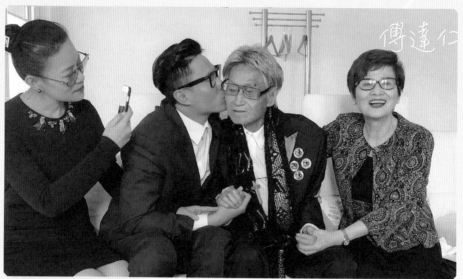

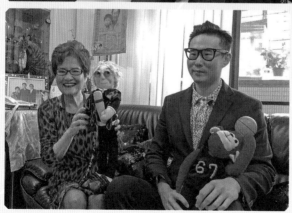

▲ 2018 年 6 月傅達仁
全家到瑞士執行安
樂善終。

▼ 安樂善終促進會理
事長傅俊豪（右），
推動安樂善終不遺
餘力。

安心選擇，終老無憾

薛瑞元

衛生福利部常務次長／薛瑞元

「有尊嚴地活到最後一刻」，看似是簡單的一句話，做起來卻是有難度的一件事，未必每一個人都能如願。

常常有人將人的一生用旅行來比喻，無論旅行的目的及時間多長，在旅程沿途記錄許多美好回憶，終究還是有結束那天的到來，人最終還是得面臨生命的結束 —— 死亡這件事；但我們是否能坦然接受死亡呢？如何在生命的終了前妥善安排，做到安心終老、樂活一生，是非常重要的。

面臨人口快速老化及家庭結構的轉變，許多父母逐漸邁入老年後期，仍希望在需要受照顧時期，子女能在身旁協助與陪伴，卻礙於現實生活及不想造成子女壓力等情況下，讓受親生子女照顧變成一種祈望。因此，如何在親子關係維繫與照顧間取得平衡，會是我們應思考的人生課題。

我們的生活已脫離不了高齡化所帶來的巨幅轉變，「樂活一生」

系列的報導透過專題採訪題材設定，娓娓道出個案不同的生命故事，不難發現他們最終仍希望能在一起生活一輩子的家，以求得自我身、心靈無遺憾的狀態離世。這樣的畫面，讓我腦海中突想起黃勝堅總院長的話，「善終就是臉上掛著笑容死去」。哇！這是一件多麼不容易的事啊！相信所有的人，大多是希望在人生終點能安靜、平順地離去，但有時卻可能事與願違。常常發生的情況是，疾病、身體失能、器官功能衰退及意外發生等原因嚴重地危害生命之際，許多人被傳統觀念束縛，而選擇讓親人使用三管（鼻胃管、尿管、氣切管）、醫療儀器、積極性醫療介入治療等方式繼續延續生命，卻失去自我選擇權及尊嚴。這樣的痛苦並非僅止於個人，而是整個家庭共同承擔，是難以用言語表達的壓力。

◎自己人生、自己做主

　　近年來，政府部門開始關注高齡化所帶來的種種問題，也發現國人在面對親人驟然失能、亟需侵入性治療等，所衍生出的家庭問題及痛苦，積極研擬推動安寧療護、社區醫療、居家照顧及病人自主相關法規，倡導「尊重醫療自主、保障善終的權益」觀念，期盼能舒緩因

病帶來的沉重負荷。另有人以安樂死方式選擇在生命列車未達終點站前提早下車，看似完美的終曲，但是否真的無憾離去，唯有當事人及家屬才能明白與體會。安樂死是一種輔助無痛苦狀態，讓生命慢慢地逝去，唯過程涉及醫學、法律、倫理等不同面向的複雜問題，且在相關法律未臻明確之規範情況下，相信國內所訂《安寧緩和醫療條例》、《病人自主權利法》，會是提升生命尊嚴及醫療照護品質最完備的選擇。

很高興《中國時報》以「樂活一生」為主題集結生命故事成冊，並用心地在個案故事後，以「充電站」方式教導大家認識安寧療護、預立醫療決定、長期照顧等相關資源，也期待藉由本書能觸動國人開始反思生命的盼望，對善終選擇有更一步的認識，做自己生命的主人，維護生命品質。

最後，人老但心不能老，必須學習打開心胸且以正向態度來面對死亡；我們一直說的「善終」也不會只有單一情況，它會隨著每個人的身心狀態不同，選擇適合自己的方式，走完人生最後一哩路。

非常謝謝中國時報的邀約，讓我在有意義的書籍，留下特別的紀錄。

全面關注健康，安心終老沒煩惱

林欣榮

花蓮慈濟醫院院長／林欣榮

　　台灣在 2018 年 4 月進入高齡社會，每 7 人當中就有 1 人是 65 歲以上的長者。甚至推估到了 2026 年，台灣的老人比例將占總人口 20％，成為超高齡社會。「老」已無可避免，站在醫療的角度，不只治療疾病是目的，如何幫助民眾健康變老，以及如何幫助病人有尊嚴的終老，更是重點。

　　2019 年 1 月，《病人自主權利法》正式上路，賦予病人選擇善終的權力，但「善終」並不等於就是放棄治療。「預立醫療決定」是有條件的，意願人必須具有完全行為能力，可以透過「預立醫療照護諮商」事先立下書面決定，選擇接受或拒絕維生醫療或人工營養。而適用此法的臨床條件也是有明文規定的。

　　《病人自主權利法》是讓民眾在未進入疾病末期時，可以有機會選擇生命最後一哩路的醫療措施，讓生命自然關機以善終。當然，在病人拒絕維持生命治療、邁向死亡的過程中，醫療方仍必須給病人緩和醫療或其他適當的處置。在花蓮慈濟醫院心蓮病房團隊，在緩和醫

療照護之外，常有幫病人圓夢的故事，就是為了減少病人及家屬之間死別的遺憾。

《中國時報》「樂活一生」系列報導，關於緩和醫療、失智症病人、日間照顧、居家照護、居家安寧……等末期疾病的照護，全是來自台灣都會區及偏鄉部落的真實故事，有醫師及照護團隊的經驗分享，也有病人及家屬的心內話。有助於讓民眾更了解關於「老」，以及「末期疾病」、「長期照顧」、「病人自主權利」……等人生必經的課題。

而身為腦神經外科醫師，專門做腦外傷、中風、腦瘤等急重症醫療的我來說，若想要安心終老，我更主張「預防醫學」的重要性。我認為除了健保推動的四癌篩檢，我在海內外大大小小的座談會中都會強調「3C 健檢」的觀念 —— 腦血管病症（CVA）、冠狀心血病症（CAD）、癌症（Cancer），是可以透過 256 切電腦斷層、磁振造影等健康檢查，早期發現疾病因子，及早介入治療的，很適合作為「送給自己四十歲的生日禮物」。

二十多年來，我與一群科學家同好致力於再生醫療與癌症新藥的創新研發上，除了在臨床上運用內生性幹細胞療法（G-CSF）幫助腦

中風、腦傷病人，已累積許多經驗，並陸續完成自體周邊血幹細胞治療腦中風的第一、第二期臨床實驗成果。近年，更完成第一階段自體脂肪幹細胞治療腦中風臨床實驗；在 2019 年六月，亦完成台灣首例人類臍帶血單核細胞靜脈注射治療急性缺血性腦中風第一期臨床實驗。我們研究團隊多年前開發治療腦部惡性膠質（Glioblastoma）瘤標靶抗癌藥物 Cerebraca wafer，不僅取得台灣、中國大陸、美國、日本及歐盟等多國專利，也已著手進行第一期臨床試驗。

我們持續創新研發的動能，是源自於幫助重症、罕症病人的初心。因為醫療科技日新月異，許多在過去被視為疑難的重症，在今天可透過新藥、新科技治療，獲得改善。創新研發便是一條只能不斷前進的路。此外，在衛生福利部開放的細胞治療計畫中，花蓮慈濟雖位處偏遠的東台灣，卻是第三家取得許可的醫院，並已開始收治病人。

華人不習慣在生時討論死亡，但《病主法》恰恰創造一個可以讓大家正向討論的機會。我們可以在未失去任何行為能力之前，了解什麼是病人自主權利，同時也可積極在生活中促進個人健康。40 歲以後，便開始透過高科技健檢，定期檢視自己的身體狀況，健康老去；即使發現有退化性不可逆的老化疾病，也能善用醫療及早介入，避免更大的傷害發生，有品質有尊嚴安心的走向生命的終點站。

長照 2.0 新家人關係：
從別人的故事學習從容安老

中華民國家庭照顧者關懷總會祕書長／陳景寧

　　長期照顧是每個人都會碰到的人生難題，平均十年持續變動、挑戰不斷的長照歷程，最需要的是「長照教練」與「學長姊」。前者協助連結政府與民間資源，也是衛福部 1966 長照專線與本會 0800-507272 家庭照顧者關懷專線的服務宗旨；後者可分享經驗，提供趨吉避凶的寶貴資訊。

　　這本書，就是「長照教練」與「學長姊」的綜合，其中介紹了長照家庭所歷經的殘酷凶險，但也看到一線曙光，更多專業人士進場成為「新家人」，相信能化解不少人的擔憂恐懼。

◎建議您這樣閱讀

　　書中有許多長照故事與人生百味，建議您可以在第一次像看電影一樣快速瀏覽；第二次起細細品味，看出更多端倪。

· 這個故事，是在長照歷程的哪個階段：新手期？資深期？病情變化期？
· 故事的主人翁做了什麼：如何接觸到長照服務？使用哪些服務？
· 認識專業人員：專業名稱？工作內容？提供的幫助？
· 練習：如果故事主人翁是我，我該怎麼做？

◎觀念翻轉：勿陷入孝道綁架泥淖， 尋找適合您的專業新家人

個人的力量、單一家庭已無法承受高齡長照壓力，唯一出路就是以集體力量共同面對，營造友善照顧環境與更多公共化服務選擇，例如居家服務、日間照顧、住宿機構等。

長照 2.0 鼓勵更多專業人員組成團隊，替代無法照顧的舊家人。長照服務不只是買賣，我們必須改變消費者思維，用接納家人的態度，與專業人員建立長期、和諧、穩定的夥伴關係。

◎練習準備：長照沒有標準答案，需要更多彈性與想像力

什麼是最好的安老照顧？沒有標準答案。主動求助、不懂就問、保持彈性、見招拆招、多元混搭。隨著長輩的病情變化、家中照顧人力、經濟條件等綜合研判，以「照顧不離職」為目標，進行「階段性照顧安排」。不要強求自己，也不要去對別人家的照顧說三道四，尊重每個人、不同家庭的選擇。

台灣社會從三代同堂轉變為人各一方的家庭型態，長照 2.0 見證的不僅是個人與家庭的掙扎，也是台灣長照服務系統在高齡長照浪潮下「轉大人」的過程。一直以來，大家多認為「照顧是我家的事」、「家醜不外揚」，希望從現在開始，長照能變成「大家的事」，照顧就不孤單。

對於本書站出來接受採訪的「學長姊」，願意分享他們所歷經挫折、不堪與改變的經驗，我們深感敬佩，也謝謝有心的出版社與認真的記者群，為台灣社會穿越高齡的掙扎、對抗長照浪潮的關鍵時刻，留下真實紀錄。

推薦序

陪父母走完他們人生的最後一段路

何善溪

西安台商協會副會長／何善溪

◎本書的源起

家母洪水錦於 2019 年 3 月往生。在此之前的 15 年中，陪同父母走完他們人生的最後一段路，深感每個人這段必走的路，如果沒有準備，走起來會不太容易。走這段路需要有：1. 一定的經濟準備；2. 適當的醫療照顧；3. 當事人寬鬆而穩定的心境。三者缺一不可。

我把這樣的體會與老朋友中國時報社長兼總編輯王綽中分享，希望能以時報長期關懷社會的態度，借中國時報的媒體力量做「樂活一生」系列報導，以文字與影音兩種方式同時呈現，讓多一點人重視此事，及早準備安排老之將至。綽中深以為然；之後，立即安排時報同事郭石城副總編輯以及編採同仁們共同努力。於是在 2019 年的 4 月至 8 月間，在中國時報有連續 12 次整版的文字及網路影音系列報導，期間另有兩場的座談會，強化媒體的影響力。

過去我也曾主持過編採工作，深知，台灣的大眾媒體在人手不足

的情況下，每日競逐於當日之新聞事件，很難做大型又有計劃的深度報導。而今，時報同仁不僅完成巨幅的文字影音深度報導，還舉行了兩場座談會，現在又整理出書；長達一年的整體策劃與執行，甚為不易，特別說明，以為序。

◎孝順

在「養兒不防老」已是台灣社會許多老人的共識之下，我仍覺得社會應該多提倡孝順。在一項對即將離世的老人調查中發現「1. 減少身體疼痛，2. 心中無所遺憾以及 3. 子女親人在跟前」是人走之前的三大願望，這也說明了孝順的重要性。

另外，我的基本體會是，如果一個人對養育自己長大的父母都不孝順，他不會對自己的同事朋友兄弟更有情義的。對於不孝順的人，我們很難說服他要去孝順，因此只能保持距離以策安全。

我自己在工作中經常會在對方無意之間突然問起「老兄，你父母最近如何」的相關問題，我從對方回答的細節中去了解他是否對父母

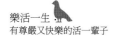

孝順，如果我主觀的判斷對方可能不孝順父母，之後，我會與對方保持安全距離。

一個不孝順父母的人，在其它事情上不管他說的多天花亂墜，日後在某些關鍵點上很可能會出現不知感恩，無情無義的行為，與這樣的人合作或來往，是不是會有風險？

大家不妨試試用這個標準去觀察周邊的人，相信會有心得的。

本書即將付梓，與大家分享經驗並向大家學習。

前言

中國時報社長兼總編輯／王綽中

　　2019 年 1 月 6 日，在台灣、也是全亞洲第一部完整保障病人自主權利專法《病人自主權利法》上路，民眾可以在清醒時預先決定，一旦自己處於永久植物人及重度失智等狀態，可以不要無謂延長生命的醫療措施，有尊嚴、安寧的走完人生的最後一哩路。

　　病主法的上路，讓人再去重新思考每個人所追求的安寧善終，當自己的生命貼近終老，又是如何看待這事件？《中國時報》特別策劃「樂活一生」系列報導，貼近採訪醫院或居家的癌末患者、老人，傾聽他如何安頓人生最後一哩路，同時分享家屬、醫師、護理人員及社工等照顧者心聲，並創新將其錄製成影音檔，讓讀者掃瞄報紙上的 QR-CODE，便能走入他們的生命終老故事。

　　「樂活一生」系列報導訴說了衛福部長陳時中在醫院為臨終的父親拔掉呼吸器，父親牙齒一時間崩落，讓他自責，為何沒讓父親選擇在家走完人生最後一程；萬芳醫院居家安寧團隊不惜路途遙遠，來到貢寮雙溪肺癌病患盧張雪子的家，不但為她帶來止痛藥物，更為她帶

來信任與關心；失智的李瑞傳阿公，總是忘記太太已經離世，每天都在等待回家就能看到太太，直到看到太太的牌位才恍然想起太太已經不在了，日復一日。

　　而在這條安老路上，也有人努力的走的更好。台中石崗獨居的林阿伯，原本以為自己會孤獨潦倒到老，沒想到在長照日照中心活的更豐富；失智的顏奶奶，努力移除鼻胃管，終於再次嚐到最喜歡的水果泥滋味；巴金森氏症的陳阿伯，有太太在旁照顧，努力生活、攜手一生。

　　資深主播傅達仁赴瑞士以安樂善終方式結束自己的一生，讓社會再次掀起安樂死合法化的討論。如何面對死亡，隨著時間的演進及民眾觀念的扭轉，改變正慢慢的累積著，每個人都應要先做好準備。

　　本系列報導推出後，獲得各方極大的肯定，為了克盡媒體的社會責任，中國時報決定讓這分迴響延續，將系列報導集結成書出版，同時在內容上，大幅增加相關資訊，讓這本書在呈現台灣社會對於生命關懷與圖像的同時，也能成為實用的工具書，希冀民眾在樂活善終這條路上，走的更加圓滿、無憾。

每個人都必需準備的最後一堂課

目錄

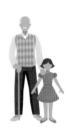

Part 1　樂活

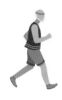

Part 2　居家照顧

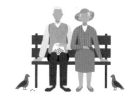

Part 3　醫院安寧

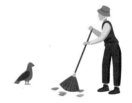

Part 4　居家安寧

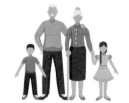

Part 5　　無憾離世

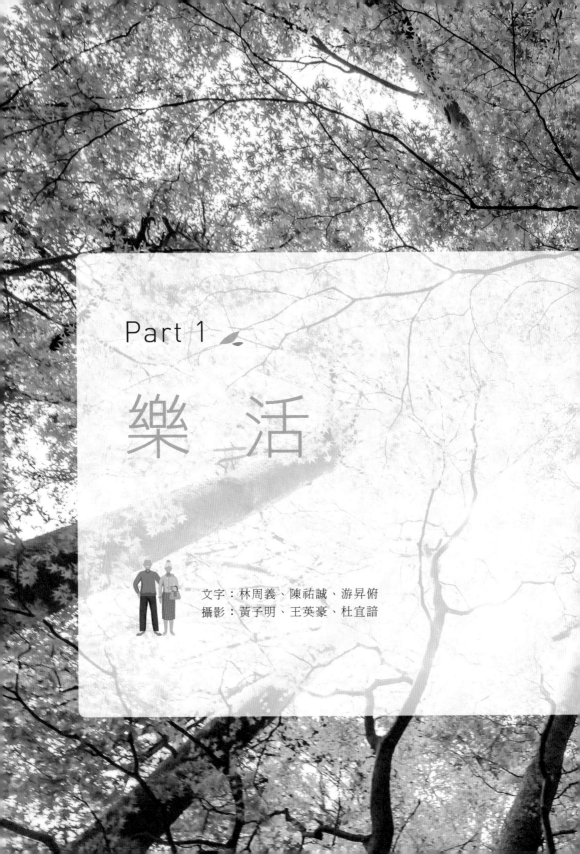

Part 1

樂　活

文字：林周義、陳祐誠、游昇俯
攝影：黃子明、王英豪、杜宜諳

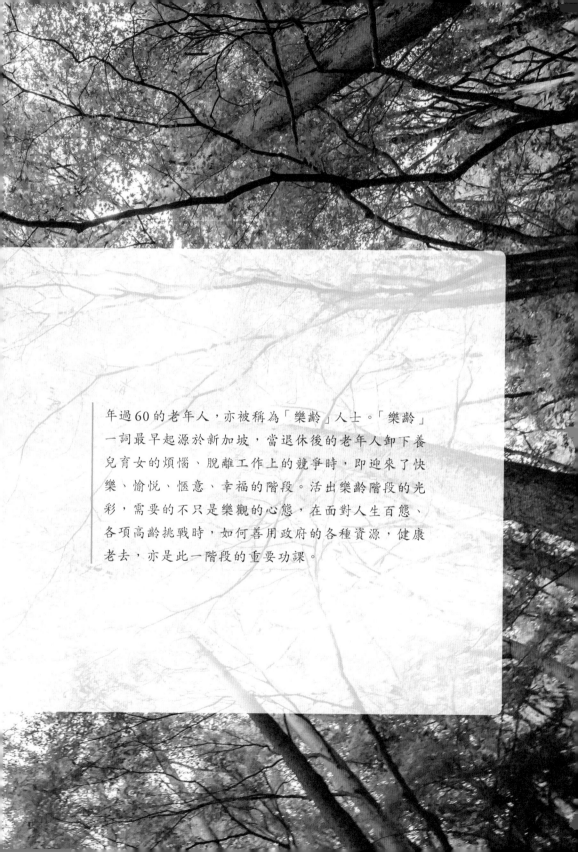

年過60的老年人，亦被稱為「樂齡」人士。「樂齡」一詞最早起源於新加坡，當退休後的老年人卸下養兒育女的煩惱、脫離工作上的競爭時，即迎來了快樂、愉悅、愜意、幸福的階段。活出樂齡階段的光彩，需要的不只是樂觀的心態，在面對人生百態、各項高齡挑戰時，如何善用政府的各種資源，健康老去，亦是此一階段的重要功課。

▼ 自主善終，兩老留給孩子的愛

《病人自主權利法》2019 年 1 月 6 日上路，花蓮洪清海、林瓊雲夫妻檔，是花蓮慈濟醫院第一批「預立醫療決定書」簽署者。經歷人生起起落落，老夫妻倆已看開生死，開心且果斷地簽下同意書，希望為 11 名子女減輕壓力，更為自己爭取善終權利。

82 歲洪清海與 80 歲林瓊雲結婚近一甲子，兩人育有 10 個女兒、1 個兒子。為了養家，夫妻倆努力工作，種菜、養雞、養豬，在菜市場裡穿梭做生意，也曾有大片魚塭養殖黃金蜆。然而 2001 年桃芝颱風重創花蓮，土石流摧毀他們 20 甲的土地，損失 2,000 多萬元，洪清海一度想不開、罹患憂鬱症，2 年不願踏出家門。

◎第一時間簽下預立醫療決定書

「現在看開了！」夫妻倆 20 多年前加入慈濟，由於重視環境議題，時常到環保站做垃圾分類，過去是每周一到五報到，隨著年紀增長，兩人出現輕微失智症，現在每周挑 2 個早上到環保站報到，下午有空則巡視菜園和魚塭。

洪清海自豪消息靈通，一聽說慈濟醫院開始推動簽署預立醫療同

意書，第一時間就前往諮詢。他認為，病人自主是「非常好的事情」，不用麻煩子女、身體免受罪，又能幫國家省下醫療資源，與其多活 10 年、20 年卻拖著病體，不如好好地離去。

◎鼓勵朋友一起簽，女兒也跟進

洪清海感嘆，看過太多人晚年因為身體不好，生活非常痛苦，這也堅定他簽署同意書的想法。最近他與許多朋友聊到預立醫療決定書，有人贊同、有人不敢講，也有人委婉地說「慢一點再簽」，一旁的林瓊雲忍不住吐槽：「80 歲了還慢一點？」

兩人簽署同意書之後，11 個小孩都支持父母的決定，四女兒更是跟隨爸媽腳步，一起簽下去。洪的子女們一致認為，身在台灣應該感到幸福，不要浪費醫療資源，避免過度醫療而生不如死，人應帶著尊嚴離開，善終是自己的責任，也是留給家人的愛。

花蓮慈濟醫院心蓮（安寧）病房設有不同宗教祈禱室，可讓安寧病患尋求心靈慰藉。（黃子明攝）

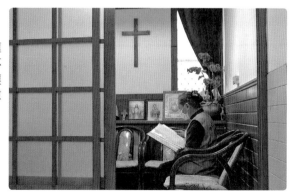

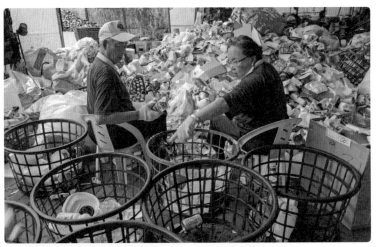

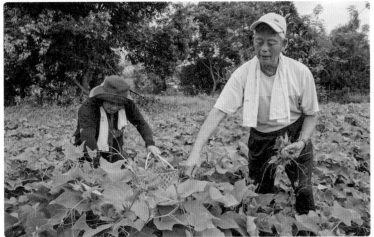

在花蓮慈濟醫院與回收站擔任志工的洪清海、林瓊雲夫婦已經簽署
預立醫療決定，他們都不希望帶給孩子困擾，兩老每天仍然樂觀種
菜或到醫院、環保回收站做志工。（黃子明攝）

▼ 救命是天職，醫生反思：
　　但這是病人要的嗎？

　　參與預立醫療決定諮詢團隊，多數醫師來自家庭醫學科或血液腫瘤科，慈濟醫院急診室主任賴佩芳是少數例外。想知道《病主法》可以為每個人決定什麼？又會為急診將帶來什麼衝擊？是她加入團隊的主因。而賴也對洪清海夫妻印象深刻，「當下其實是很歡樂的場合。」

　　賴佩芳回憶，洪清海和林瓊雲來簽署預立醫療決定書，還帶著雙胞胎女兒同行，夫妻倆相當健談，場面歡樂，像是要去買間豪宅，只是在決定如何裝潢，兩人心裡早已做好決定，大家聊得非常開心。

　　由於夫妻健康、精神狀況好，講出來的意願是很清楚的，兩個女兒心裡很輕鬆，同時轉告其他兄弟姊妹，父母真心覺得想這樣走完人生，將來可直接按照他們的意願，不需再多說什麼。

　　賴佩芳說，加入諮商團隊的主因，是想知道《病主法》對急診醫師的執業會有什麼影響？進急診的患者情況大多危急，甚至是生死邊緣，醫師必須盡全力搶救病人，過程中可能用到插管、鼻胃管或葉克膜，但這些侵入式治療究竟是不是病人想要的，醫師們也常在思考。

　　深入了解後，賴佩芳發現，《病主法》不會改變急診的作業，因為啟動條件必須符合生命末期、不可逆轉昏迷、嚴重失智症、植物人、政府公告重症等 5 種因素之一，而大部分的臨終狀態，不會落在這些條件下，已經簽署的民眾，臨終可能也不是走這條路。

　　她也坦言，到目前為止，大部分來諮詢的人是失望的，許多人以為簽署後，發生任何事被送進醫院，就不會有侵入性或積極治療，諮詢後才知道要在 5 個情況之下才成立。

　　花蓮慈濟醫院社工師陳盈羽說，已有超過百人向醫院進行諮商，女性占多數，其中 60 到 69 歲是最大宗，很多夫妻檔都是太太帶先生來，或是媽媽帶小孩，還曾遇過祖孫三代一起來，年紀僅 24 歲。

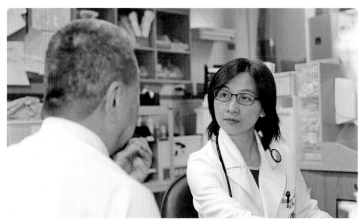

花蓮慈濟醫院急診室主任賴佩芳（右）。（慈濟醫院提供）

與死神拔河搶救生命，林欣榮籲：
預防醫療，健康沒煩惱

《病人自主權利法》賦予民眾選擇善終的權利，但在許多醫生眼中，病人太早放棄非常可惜。花蓮慈濟醫院院長林欣榮認為，醫師要盡量救人，預立醫療決定應是最後一項選擇，而他個人是大力主張「預防醫療」。

林欣榮坦言，對醫事人員來說，大家對《病主法》抱有不同想法，例如他的專長是腦神經外科，專門做急重症、腦外傷、中風等，長久以來，都是把病人從死神手中搶救回來，尤其醫療科技日新月異，很多疑難重症都可透過新藥、新科技治療。

對於選擇放棄的病人，林欣榮感到不捨，但這也是《病主法》的主要精神，「病人可以為自己做決定」。他說，有人不想插管、打點滴，把大家忙得團團轉，若生前能有選擇權，也是非常好的事。

林欣榮表示，做好預防醫療，定期到醫院做檢查，大血管通不通、小血管塞不塞，或者有沒有腦瘤、癌症，都可透過高科技檢視，不會花太多時間，提早檢查出來，可免去未來的麻煩。他也分享自己的養生祕方，吃飽、睡飽，讓腦袋保持快樂，身體自然好。

　　「在緊急時刻，情感往往會戰勝理智。」花蓮慈濟醫院醫務祕書李毅指出，病人危急時被送進醫院，醫生會建議做氣管切開術並插管，家屬也會同意，這樣確實能讓病人多活好一段時間，但後續產生的長期醫療費用、苦痛等，往往拖垮一個家庭。

　　李毅認為，台灣人不喜歡討論死亡，但民眾若沒有仔細思考過，在危急時刻被情感牽著走，結果未必是正面的，《病主法》可以創造一個讓大家正向討論的機會。

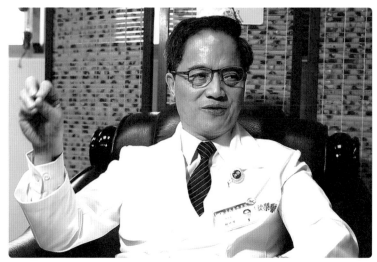

花蓮慈濟醫院院長林欣榮。（杜宜諳攝）

▼ 日照像大家庭，獨老走出孤寂

　　獨居台中東勢的長者林奕達，退休前是貨櫃車司機，過去「走遍南北二路」，生性不喜拘束，但隨著年齡增長，即使高血壓、糖尿病等慢性病已獲得有效控制，膝蓋舊傷卻成為老年時活動的障礙。原以為「在租賃處終老」就是後半生命運，但兩年半前，他來到日間照顧中心，開始與社區互動，日照中心因此成為豐富他老年生活的驛站。

　　今年 76 歲的林奕達有過兩段婚姻，對象皆是大陸配偶，但前妻回鄉省親後即未返台，讓他終歸獨身一人。林奕達膝下無子女，兄弟姊妹各自成家，與二弟偶有往來，過年也曾受邀一同圍爐，除此之外，「朋友攏死了了」，林奕達只有上市場才會出門，宛如與世隔絕。

◎路倒被安置，轉介日照中心

　　林奕達退休前就有糖尿病、高血壓宿疾，多年前因爬坡行走會喘，才知道亦有心臟病。2016 年某天騎車出門，意外昏厥路倒，被送進醫院做心導管手術、裝設心臟支架，並被安排進療養院安置，住了 4 個月。

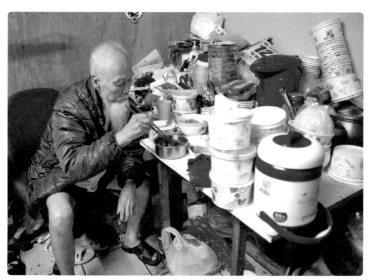

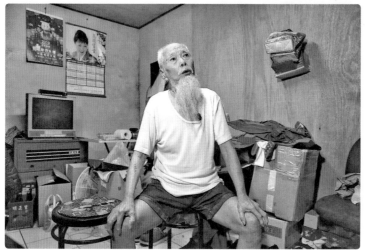

台中石岡日照中心林奕達爺爺，居住環境堆放許多物品。
獨居的林奕達爺爺膝下無子女，獨居的日子宛如與世隔絕。
（王英豪攝）

　　療養院管理嚴格，與外界聯繫不易，且行動不自由，林奕達十分不適應；透過社福機構社工協助，他被衛生局轉介，改由老五老基金會石岡區日照中心照顧。

　　現在林奕達周一至周五白天，皆按時向日照中心「報到」。他笑稱，來日照中心像「上下班」，真有事情可以請假，社工、老師親切體貼，會照應老人家用餐及健康狀況，來這裡參與課程、活動「較有代誌做」，不然周末在家除了看電視就是「睡大覺」，日子很無聊。

　　林奕達沒有多餘財產，但因為對日照中心的信賴，他甚至將國民年金、社會局低收入戶補助等少數能支配金錢，委由基金會社工保管，需要零用時再向其提領。

◎經二年照護，增加自理能力

　　經過日照中心兩年多來照顧，林奕達從長照需要等級（CMS）第5級下降至第2級，成為「亞健康」長者。目前他仍定期前往在地的東勢農民醫院拿藥，追蹤高血壓、糖尿病，醫師叮囑飲食少鹽少糖，他卻不服氣地說，「醫師的話不能聽」，這不能吃、那不能吃，「嘴巴乾脆縫起來」。

　　如今慢性疾病雖不至於困擾生活，但林奕達年輕時曾因車禍開刀、以不鏽鋼骨釘收合的膝蓋，卻隨著年紀增長益發痠痛起來。即使再次就醫，醫師咸認其年齡及身體狀況不適合再動手術，只能接受玻尿酸注射療程，減緩膝蓋不適。

　　近幾年因為腳痛，林奕達連拜訪胞弟都意興闌珊，出門活動的機會也就更少了。「注射玻尿酸只有前 3 天有效，第 4 天就會再痛起來……」他無奈表示，「腳痛想外出串門子較麻煩」。

　　林奕達個性海派、隨和，日照中心待久了，還會幫社工照顧初來乍到的「新同學」，對自己的人生也看得很開。他自嘲獨居老人，來日往生，區公所自會「發落」處理，燒一燒放靈骨塔就好，唯一的願望，只希望腳不要那麼痛，讓他還能「四界走」。

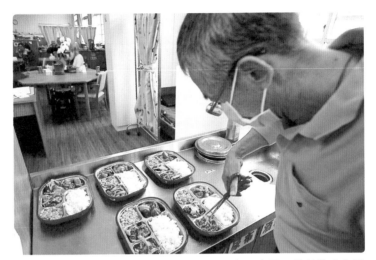

老五老日照中心在餐點上著手甚多，照顧服務員王柊芸將食物以剪刀剪碎，好方便長輩入口。（杜宜諳攝）

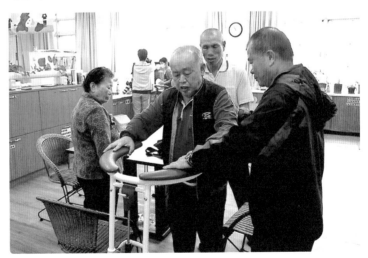

老五老日照中心對前來長輩的照護無微不至，讓長輩對日照中心有家的感覺。（杜宜諳攝）

長輩動一動，身心舒暢卡勇健

高血壓、糖尿病與遺傳息息相關，但年紀越大發病機會就越高，這兩種慢性病易引起心血管硬化，進而衍生中風、心臟病及尿毒症等併發症，年長者不可不慎。醫師指出，預防併發症，除藥物治療、飲食控制及運動習慣，參與日照活動，有助長者心情愉快，增加肢體活動機會，減少罹病風險。

東勢農民醫院醫療顧問、心臟內科醫師劉進益表示，長期高血壓、糖尿病容易引起心血管硬化、狹窄，血管硬化是全身性問題，容易在腦、心臟、腎臟三個器官發生中風、冠心症及尿毒症等併發症，預防併發症除接受藥物治療外，飲食低鹽低糖及適當運動，對高血壓、糖尿病都有好處。

他說，雖然心臟無力的長者很難透過足夠強度的運動改善高血壓及糖尿病，但仍應依其能力所及維持運動習慣，避免肌肉萎縮、關節僵化。

劉進益指出，年長者的健康照護，家人的支持很重要，獨居長者在家沒伴，心情容易鬱悶，也比較不會活動，心理對生理健康「一定有影響」；沒家庭支持的獨居老人，長照系統就很重要，參與長青日照活動，有助長者心情愉快，增加肢體活動，否則「孤獨下去問題只

會越來越多」。

　　骨科也是高齡長者就醫的熱門科別。東農醫院骨科醫師陳國發提到，他的門診當中，6、70歲以上的長者即占了90％，患者以農民及從事營建、水電的勞工為多，除了因工作強度容易致傷，特別是東勢地區地形較陡，此地的長者容易因膝蓋與腰部退化而引起疼痛。

　　陳國發指出，長者骨科疾病若要開刀，須評估健康狀況，有心臟病、糖尿病或高血壓則不宜，治療除藥物、復健外還教授止跌技巧。老人最怕跌倒，居家環境要有足夠無障礙設施，如浴廁裝扶手、止滑墊等，調整室內燈光亮度，規畫長者動線距離，都可以預防跌傷意外。

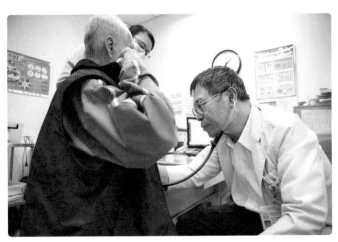

台中石岡日照中心林奕達（左）爺爺，因心血管及慢性病需定期前往醫院，東勢農民醫院副院長劉進益（右）檢查身體狀況。（王英豪攝）

斷片的記憶，忘了老伴離世，天天盼著見她

　　82 歲的李瑞傳阿公，個性幽默、愛開玩笑，被問到今年幾歲，永遠只停留在 77 歲。與太太李莊玉子感情很好的他，經常忘記太太已經離世，每天都在等待見太太、看到太太神主牌時才恍然想起，日復一日，在難過與自責中度過。

　　阿傳阿公平時總關心兒子是否平安到家，面對親戚的邀約，也是來者不拒，但他在 2009 年性情開始出現轉變，突然對兒子不聞不問，對親友的邀約也抗拒出門，活動力大幅下降，兒子買了新微波爐，阿公因學不會操作大發雷霆，兒子察覺有異，於是帶他北上就醫，才確診為阿茲海默症。

　　阿傳阿公的病情很快地在 2 年內由輕度轉為中度，在一次生病後，被安排入住護理之家，兒子們探訪時，看見他被綁在床上，既蒼老又消瘦，不忍心爸爸日漸退化受苦，兒子們便為他聘僱 24 小時看護，配合復康巴士接送，在天主教中華聖母基金會的協助下，到日照中心「上課」，氣色也恢復許多。

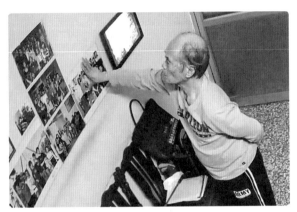

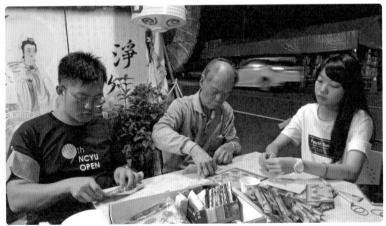

居住嘉義的阿傳老先生（中）近年出現失智徵兆，與他感情甚篤的妻子（左）已在 2019 年 3 月去世，他在妻子靈前上香，但在日照中心，他仍會向照服員表示晚上要回家與老婆一起吃飯。（家屬提供）

◎惦記著愛妻生病，急著回家照顧

在太太罹癌期間，阿公總是惦記家裡，性情也從傳統的大男人轉為體貼，甚至在床邊牽太太的手、為太太蓋被子。太太離世後，由於至今仍保有家中「有事」的記憶，以為太太在家等著他，每到傍晚，阿公都快速收好包包，坐等復康巴士接送，回到家看見神主牌，才恍然大悟，太太已經不在身邊了。

「阿嬤離世當天，阿公一直說太太去做仙。」日照中心社工張妤甄說，阿公的兒子對阿嬤的狀況毫不隱瞞，原本以為阿公已調適好心情，卻發現情緒起伏仍然很大。阿嬤離世期間，阿公甚至躲在日照中心角落「懺悔」，對社工說「都是自己不好，太太才離開我」，社工只好不斷安慰、開導他。

現在的阿公，雖然仍不時忘記太太已經離世，但在日照中心、兒子們的關懷下，保有快樂的心，回家見到神主牌時，情緒也變得較為平穩。現在社工、照服員帶他做活動時，阿公還會偷懶、耍賴。他笑著說，只要兒子們過得好，就是他的最大心願。

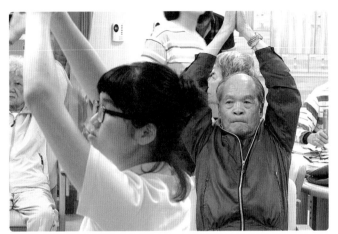

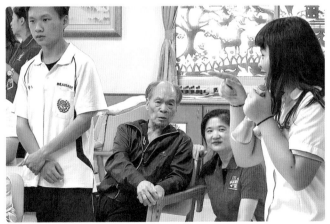

居住嘉義的阿傳老先生（見圖）雖然失智，但生性開朗幽默的他，在日照中心仍然有好人緣，生活起居多數能自理，也能融入群體，對照服員的要求頗能配合。（黃子明攝）

❥ 家中貼滿照片。爸，別忘了我們！

　　李瑞傳阿公的 3 個兒子，定居在北部與大陸，為避免爸爸忘記家人，不僅在老家牆壁貼滿照片，甚至買了數位相框播放回憶。媽媽罹病後，擔心爸爸記憶中斷，兒子決定不隱瞞病情，讓爸爸清楚參與媽媽的最後人生，平時也藉由妥善的分工及生活小技巧，確保爸爸的記憶。

　　「我會為爸爸寫日記。」大兒子李西南滑著手機回憶說，2009 年回新竹後沒接到爸爸的電話關心；2011 年爸爸動作遲緩，開始發呆；2012 年變得易怒；2014 年忘記自己騎錯機車，同年確診輕度失智症。為刺激爸爸的腦袋，兒子在家中貼滿全家福、出遊照，讓爸爸一起床就能看見。

　　回想起爸爸確診後的日子，二兒子李西文表示，以往總是背著媽媽偷喝酒的爸爸，現在也經常偷偷「喝一口」，但家中的高粱酒，一瓶又一瓶清空，才發現爸爸會忘記自己已經喝過酒，擔心爸爸因而喝酒過量，便在高粱酒中混入水，從 3 分之 1 到 6 分之 1，再從 6 分之 1 改為純水，現在兒子們回老家時，都會把「酒」注滿。

　　在媽媽罹患淋巴癌期間，擔心爸爸記憶連不起，兒子們決定毫不隱瞞地讓爸爸參與，包括最後的安寧緩和醫療。媽媽離世後，原以為

像小孩的爸爸，會因為忘記許多事情而快樂，但每天重複的「忘記、想起」過程，爸爸情緒難免感到痛苦，但狀況已日漸平穩，李西文表示，現在爸爸看著神主牌的表情已經冷靜許多。

　　雖然無法每日陪伴爸爸，但三個兒子都做了妥善的探親分工，平日以上班族二兒子為主、大兒子為輔，假日時，都會帶著小孩回老家；人在大陸的三兒子，回家的時間雖短，但也會帶著爸爸到大陸玩，共同累積美好回憶。

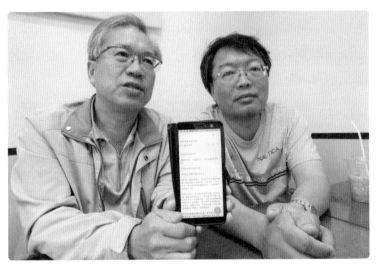

李瑞傳大兒子李西南與二兒子李西文。

日夜顛倒、暴躁、妄想……失智警訊

　　台灣約有 28 萬人罹患失智症，預計將在 2065 年逼近 90 萬人，目前仍有一半以上的失智患者尚未確診。醫師分析，原因在於重度失智者可能已臥床、失能，或是輕度失智誤以為自己只是記憶不好，而未前往就醫。

　　曾有一名 7 旬老翁，記性變得越來越不好，也開始出現幻想，懷疑東、懷疑西。家人見狀後，誤以為罹患精神病，導致老翁延誤就醫，所幸在確診後得到妥善的治療，家人也在醫師指導下，學會與他相處，減少不必要的摩擦。

　　亞東醫院神經內科主治醫師甄瑞興表示，除了記性不好，失智症患者也常有日夜顛倒的問題，因對時間沒有概念，可能晚上不睡覺吵著出門，或是脾氣暴躁、處理事情的能力變差。舉例來說，原先邏輯好的人，可能突然忘記遙控器怎麼操作，或是不曉得如何使用提款機。

　　此外，在失智症患者中，有 3 到 4 成可能出現幻覺、妄想，常有失智者懷疑另一半有外遇、誤以為他人想偷竊、看見不存在的東西等。甄瑞興說，民眾多誤以為失智是老化所致，若未伴隨妄想、幻覺，家屬可能就不急著找醫師協助，不僅拉低了失智症患者的診斷率，亦未能讓病患及時受到妥適的治療。

失智症協會祕書長湯麗玉表示，國內失智症的診斷率存在城鄉間的差距，台北地區由於資源多，較能滿足失智者的就醫需求，診斷率也就較高；但在金門、連江等偏遠地區，失智症專長醫師經常不足，診斷率也較低，相關單位應重視這個問題，及早找出潛藏的失智症家庭。

為提升失智症確診率及照護，衛福部 2017 年訂出「2020 失智友善台灣 555」的目標，期許 5 成以上的失智家庭照顧者獲得支持和訓練、5 成以上的失智症人口獲得診斷及服務，5％以上民眾對失智有正確認識及友善態度，但失智症協會表示，許多民眾對政府的失智症照護計畫仍不太清楚，政府宣傳還需再加把勁。

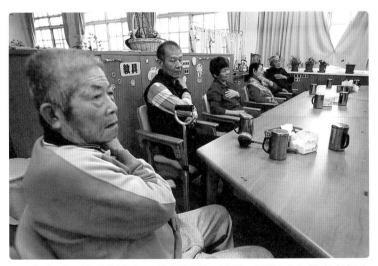

長者來到日間照顧中心，參與課程、活動，可以成為豐富老年生活的驛站。

充電站

Ⓠ 日照中心是什麼？

　　長照 2.0 上路後，推出 ABC 社區整體照顧模式，民眾經由縣市政府長照管理中心專人評估失能等級後，由 A 級單位（長照旗艦店）擬定照顧計畫，並依個案所需的服務，連結至 B 級單位（長照專賣店）或 C 級單位（長照柑仔店）。

　　日照中心是 B 級單位的一種，提供在地老化的服務，簡單來說就像失能者的幼兒園，讓失能者白天上課、做活動，晚上回家。因日照中心屬於 B 級單位，需經由失能等級評估、A 級單位擬定照顧計畫後，確認符合資格才能使用。日照中心提供的服務包括個案生活照顧、復能課程、健康促進活動、諮詢及家屬服務等，由專業人員及照顧服務員所組成。

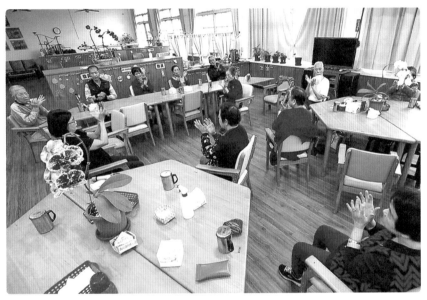

日照中心提供的服務包括個案生活照顧、復能課程、健康促進活動、諮詢及家屬服務等,由專業人員及照顧服務員所組成。

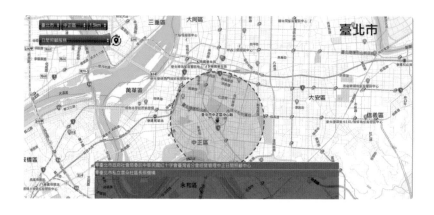

　　每家日照中心至少會有 1 名護理師或社工，並依據服務人數、類型，配備合適的照服員人力。若屬於照顧一般失能者的日照中心，每照顧 10 名個案須配置 1 名照服員；若屬於專門服務失智症患者的日照中心，因照顧難度較高，每照顧 6 名個案就必須配置 1 名照服員；若屬於失能、失智混合型日照中心，照顧比則折衷計算，每照顧 8 名個案須配置 1 名照服員。

　　日照中心是採單元方式來照顧，一個單元最多可同時服務 30 人，每家日照中心最多可以設二個單元，也就是最多可照顧

60 人。單元內通常會分為 2 個空間，1 個空間類似教室，失能者的用餐、社交、認知活動都在這裡完成；另 1 個單元則是休息區，設有躺椅，供失能者睡午覺使用。

截至 2019 年 8 月底，全台已完成超過 390 家日照中心的布建，數量已超出全台的鄉鎮數，預計年底將破 400 家。民眾可上衛福部長照區網站查詢「長照服務資源地理地圖」，依據所處地區，找尋鄰近的服務。

（資料來源：衛福部、林周義整理）

Q 獨居老人現有什麼資源可以利用？

以台北市為例，獨居老人的定義為 65 歲以上，無直系血親卑親屬同住者。若有同住者，但同住家屬沒有照顧能力、一周內有連續 3 天或以上不在、無民法上的照顧義務，或夫妻同住但卻年滿 65 歲且沒有直系血親卑親屬居住在同一縣市者，也屬於獨居的範疇。

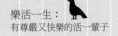

　　獨居老人型態多元，某些人功能不好，需藉由長照獲得照護；某些長者生活自理上較無困難，卻因經濟拮据，需有專人協助連結補助資源、提供送餐服務等；某些長者總是悶在家裡，需藉由鄰里居民的凝聚力，與他人共同參與活動，延緩失能。

　　獨居老人若失能，可藉由長照 2.0 的介入，取得「照顧及專業服務」、「交通接送」、「輔具及居家環境無障礙改善服務」、「喘息服務」，4 包錢的服務；若屬於健康、亞健康者，則可前往社區關懷據點及巷弄長照站，與其他老人社交、互動。

　　在長照 2.0 的分類中，社區關懷據點、巷弄長照站都屬於 C 級單位，不需經由專人評估失能等級，即可自行前往使用。兩者服務的對象為，健康至失能的漸進式過程中的所有人。因此，若老夫老妻一人失能、一人健康，或是一人失能、一人亞健康，都可共同前往，不會出現失能者只能去日照中心，健康或亞健康者只能去據點、巷弄長照站的窘境。

　　社區關懷據點、巷弄長照站多設立在鄰里的活動中心、教

　　會、宮廟等，作為老年人休閒活動、喝茶聊天、共餐的場合。志工會聚集在這裡，不定期關懷訪視、電話聯絡，發揮鄰里間守望相助的精神。社區關懷據點與巷弄長照站功能類似，唯一的差別在於，後者多出了延緩失能的活動。

　　若長者面臨經濟、養老等生活上的困難，則可洽詢鄰近的家庭福利服務中心。專人將提供相關問題的諮詢，協助長者解決長照無法解決的問題，如提供補助、安置資源等。

（資料來源：衛福部及老五老基金會、林周義整理）

Ｑ　什麼是《病人自主權利法》？

　　《病人自主權利法》是在民眾健康時，經預立醫療照護諮商（ACP）之後，預立醫療決定書（AD），一旦未來自己成為末期病人、處於不可逆轉的昏迷狀況、永久植物人狀態、極重度失智及其他經政府公告的疾病，因痛苦難以忍受無其他合適解決方法時，可選擇不施加維持生命治療與人工營養及流體餵養。

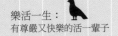
而在經政府公告疾病的部分，衛福部已決定新增裘馨氏肌肉失養症、遺傳性表皮分解性水泡症（泡泡龍）、亨丁頓氏舞蹈症、肢帶型肌失養症、Nemaline 線狀肌肉病變、脊髓小腦退化性動作協調障礙（小腦萎縮症）、脊髓性肌肉萎縮症（漸凍症）、肌萎縮性脊髓側索硬化症（漸凍症）、囊狀纖維化症、原發性肺動脈高壓共 10 類罕見疾病，及多發性系統萎縮症。

（資料來源：衛福部、魏怡嘉整理）

Q 《病人自主權利法》如何簽署及收費？

簽署預立醫療決定，需為 20 歲以上且具完全行為能力者，到有提供預立醫療照護諮商的醫療機構進行預立醫療諮商（ACP）。諮商參與者除了本人之外，還需要至少 1 名二親等內親屬陪同，若有醫療委任代理人，也需請醫療委任代理人出席，並與預立醫療照護諮商團隊共同討論在 5 款特定臨床條件時，選擇接受或拒絕的醫療選項，經兩名公證人公證，或具完全行為能力者兩人以上在場見證，簽署預立醫療決定書後，由醫療機構上

傳預立醫療決定至資料庫後，完成健保卡註記作業。

依據台北市聯合醫院過往的試辦經驗，醫療團隊為民眾進行預立醫療照護諮商（ACP），平均每人次需耗時 60 到 90 分鐘，成本約在 2,000 至 4,000 元間，經與地方衛生局共同研商收費核定原則，初步共識以 60 分鐘 3,500 元為上限；另外，為鼓勵家屬一起參與諮商並完成預立醫療決定書（AD）的簽署，同一時段第 2 人次以上予以減免。

另為減輕民眾負擔、鼓勵簽署，各縣市之「預立醫療照護諮商推廣獎勵計畫」之示範醫院，皆有提供低收入戶及中低收入戶諮商費用補助方案。衛福部並規劃 2020 年擴大補助範圍，諮商對象為《病人自主權利法》第 14 條第 1 項第 5 款經中央主管機關公告疾病的個案，可接受諮商費用全額補助；另目前推動居家失能個案家庭醫師照護方案，對於無法或不便出門的失能個案，可透過家庭醫師到宅協助進行照護諮商與預立醫療決定的簽署。

（資料來源：衛福部、魏怡嘉整理）

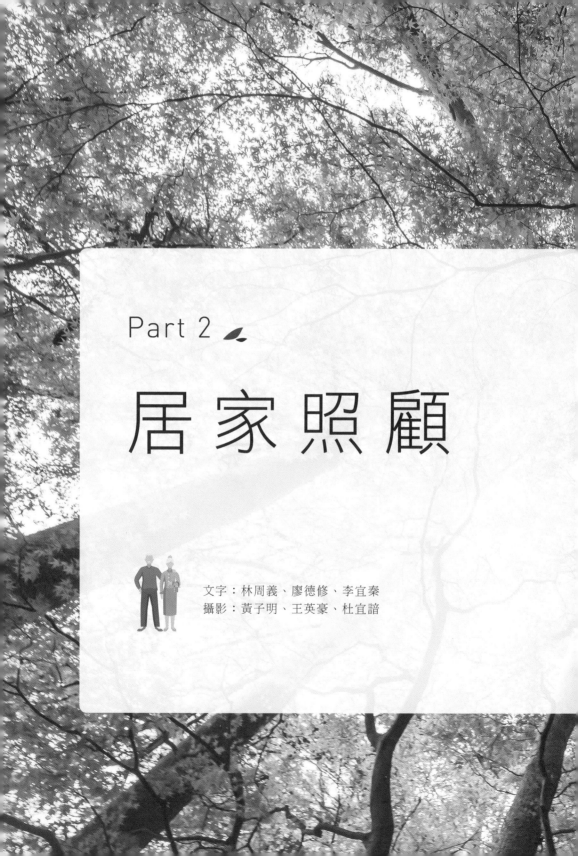

Part 2

居家照顧

文字：林周義、廖德修、李宜秦
攝影：黃子明、王英豪、杜宜諳

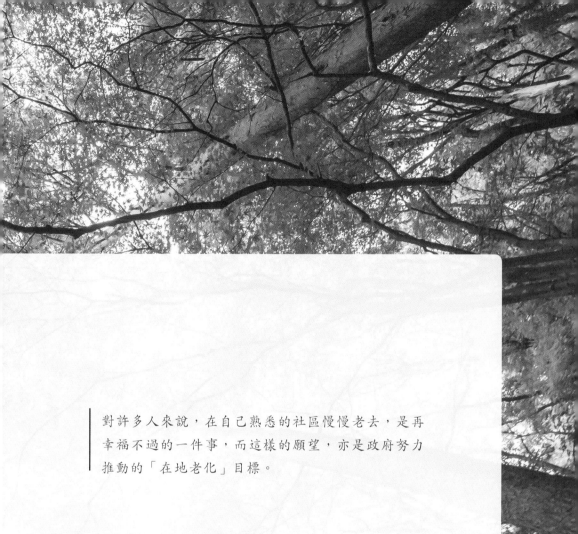

對許多人來說，在自己熟悉的社區慢慢老去，是再幸福不過的一件事，而這樣的願望，亦是政府努力推動的「在地老化」目標。

▼ 妻子孫女將他從鬼門關拉回

能讓老伴幾度從鬼門關前走回來，且頑石點頭，成為居家安寧照護初步成功例子，可不是件容易的事，也是每個病患家屬都應知道的心理準備。

走進大稻埕一處舊社區民宅，屋內雜物不少，收拾得還算整齊，67 歲邱志成看到醫師孫文榮立刻訴說身體狀況，看得出彼此信賴。談到當生命走向終點要如何面對？邱志成秀出器官捐贈卡：「我的器官都要捐出來救人。」孫文榮忍不住提醒：「我覺得你只剩皮膚、眼角膜還能用。」

意思是已經「整組壞了了」，但邱志成很堅持：「大體總可以讓你們做研究吧？」

一旁的邱太太李素真不禁含笑點頭，眼角微微泛著淚光……

◎孫女波力車，助他戰勝酒癮

李素真和老公原本經營一家小型清潔公司，靠勞力過活倒也安穩。但邱志成愛喝酒，喝了 50 年，結果喝到肝硬化，2007 年中風送醫，

險些一病不起。

李素真說，那次中風很嚴重，能撿回一命真是萬幸，不過老伴嗜酒習慣未改，常討零用錢買酒，接下來 10 年不停進出醫院。2017 年初再因血便到慈濟醫院急診，被送加護病房、甚至瀕危，幸好兩天後醒來，但一睜眼又想喝酒。後來出院，里長告訴她市立聯合醫院有居家照護，8 月間孫文榮醫師團隊開始加入照料。

孫文榮回憶，當時走進邱家，就看到牆邊一整排空酒瓶「列隊歡迎」。此時邱志成已喝到胃、食道壁受損，隨時可能因大出血而去世，因此被列為末期、瀕危居家安寧照護病患。

邱志成人生轉捩點是 2017 年底，夫婦倆帶孫女到隔壁大賣場閒逛，孫女很喜歡一台「波力車」，售價 1,000 餘元。李素真看出老伴很想幫孫女買，便提議先生存錢，希望用親情力量幫他戒酒。不料邱志成卻說：「妳先借我，我會還妳。」

說也奇怪，邱志成真的信守承諾，減少索取零用錢，當作存錢。李素真用這個方法，接連幫老伴買了幾種玩具給孫女。最近一年多邱志成不再伸手要錢，也終於戒酒，與其說是那台波力車的功勞，不如說是阿公疼孫女的力量戰勝多年酒癮。

◎出現失智，靠親情減緩退化

孫文榮說，剛加入照顧時邱志成狀況很糟，只能盡力治療。但這

一年多改變很大，迅速回升，多虧李素真的照料。不過邱志成因長年飲酒，腦神經受損，已漸失智，只能靠家庭力量支撐，減緩退化。客觀判斷，重度失智會比身體再度變壞情況更早出現。

被問到未來還抱什麼希望？邱志成說：「沒有啊！欲望越少越快樂。」李素真欣慰地補充：「就是少欲知足啦！這是《佛說八大人覺經》說的。」看到老伴身體漸漸穩定，李素真盼望再藉著電視弘法節目、聽經學佛等各種法門，幫助他別那麼快忘了自己和家人。

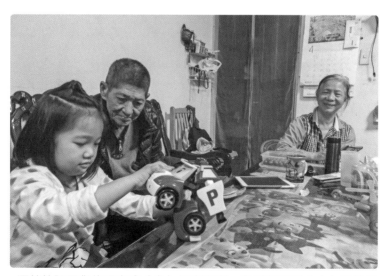

酒精性肝硬化的邱志成（中）居家安寧，妻子李素真（右）承擔照護重任，但仍樂觀面對。為了給孫女買玩具，邱志成終於戒除酒癮，孫女也成為重要精神寄託。（黃子明攝）

▼ 不捨老伴孤單，寧可他先走一步

　　「妳愛我，我也愛妳！」這句話出自開始失智的邱志成口中，或許已遲到幾十年，但聽在邱太太李素真耳裡仍無比安慰。她說：「結婚幾十年，現在的他最專情。」有時兩人出去散步，李素真沒跟上，老伴還會回過身來等她。

　　李素真回想獨力照顧他這十來年，為了討零用錢買酒喝，軟求往往變成硬要，簡直就像家庭革命。但這一年多來他彷彿變另一個人，常心存感恩，也會說好話、安慰人，「讓我覺得很有成就感！」

　　李素真熱心公益、喜歡助人，本身是慈濟委員，與鄰里間的關係良好、有口皆碑。她形容和老公的這場戰爭有點像「善惡拔河」，也就是業力牽引。篤信佛教的她曾向佛祖祈求，讓她有智慧面對困境，一分一毫從谷底慢慢爬起來，「如今，我的善終於拔贏惡。」

　　除了李素真的細心照顧，幼稚園大班的孫女也很有療癒作用。李素真說，即使老伴住院期間，最心心念念的也是寶貝孫女，後來才能用「買波力車」來打動他、誘使他戒酒。有時看到祖孫兩人互動，李素真突然覺得，老伴簡直像個孩子。

　　長年照顧老伴，李素真說，這是責任，是份內事，也割捨不下。

老伴說小時候的事情幾乎都忘了，今年農曆年李素真還刻意帶他回南投縣鹿谷鄉老家，帶他去念過的小學、走過的小路，幫他照相留念，還在老家住了一晚，讓他逐漸想起過去，以減緩失智速度，效果似乎還不錯。

孫文榮醫師說，對開始失智的人來說，家人、鄰里互動非常重要，李素真和家人做得非常好，也非常辛苦。如果是獨居老人，或由外籍看護照顧，由於語言文化隔閡，互動可能較少，退化、走下坡速度就很難減緩。

人的生死很難料，如何面對無常？李素真說，如果是自己先離世，一定會很掛心老伴，她不希望這樣。好萊塢電影《班傑明的奇幻旅程》，片中男主角和常人不同，竟然由老而幼，最後變成一個嬰兒，躺在已經成為老嫗的太太懷中離開人世。面對可能逐漸失智的老伴，如果有一天他終將忘記一切，或許這會是李素真希望的結局。

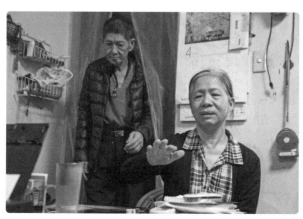

邱志成（左）的妻子李素真
（右）承擔在家照護重任，
讓先生維持穩定的狀態。
（黃子明攝）

▼ 居家醫療結合社區，照顧網更完備

　　孫文榮醫師和團隊 2017 年 8 月展開居家照顧，剛開始邱志成狀況不穩，必須兩、三天到家裡訪視，診療、開藥方，隨時注意病情。邱志成戒酒後身體好轉，就一周訪視一次，再變成兩周一次，最近大都一個月一次。

　　邱太太李素真非常感謝孫文榮醫師和團隊，在她獨力照顧老伴十年後終於有了幫手，心理也有依靠。孫文榮不僅照顧病人，更關懷家屬，常勸李素真不能陷在漩渦中，盡可能抽空散散心、喝杯咖啡，須自我調適，畢竟居家照顧是條漫長道路。

　　孫文榮分析邱志成狀況指出，他的身體雖已好轉，但有腦部問題，想恢復到百分之百不太可能，如果要減緩失智、失能，就要靠家庭和社區持續不斷照顧與關愛。

　　孫文榮說：「真正的力量在家庭、社區！我們只能提供醫療，但像邱志成的案例，更需要日常生活照顧，而他的現況與我們剛接手時相比，幾乎已完全改觀。」像這樣由家屬、家庭發展到社區，由點而線而面，形成照顧網，社會才能更祥和。

　　孫文榮認為，居家安寧照顧要成功一定得走進社區，必須鼓勵大

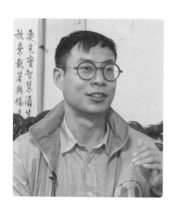

台北市立聯合醫院居家安寧醫護團隊心理師羅智宇。（王英豪攝）

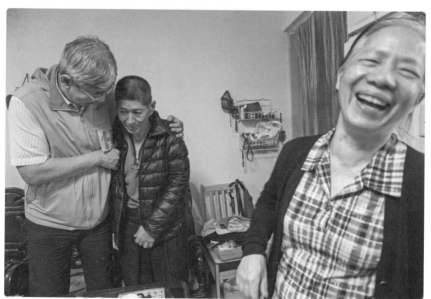

酒精性肝硬化的邱先生（中）居家安寧，他的妻子（右）承擔在家照護重任，但仍樂觀面對，讓邱先生維持很穩定的狀態，定期到宅追蹤病情的市醫社區安寧發展中心主任孫文榮，離去前給予邱先生熱情擁抱及叮嚀。（黃子明攝）

家努力去做，因為生活和醫療是分不開的。

　　面對逐漸高齡化的社會，醫療、生活要同步，才能降低高齡人口失能，或延緩失能速度。如果不幸失能，有了社區力量介入，建立居家醫療、長照、安寧一條龍照顧體系，再加上哀傷輔導，才能完整無缺，少了任一個環節都不夠理想。

　　這方面邱家又是個範例，本身是慈濟委員的李素真說，平時一定要「結好緣」，不要太計較、更不要怕吃虧，有需要時別人自然會伸出援手。她在雙連國小擔任導護媽媽 20 幾年，鄰里都知道她這號人物，所以只要邱志成走出家門，就有「眼線」幫忙留意，這就是「結好緣」發揮作用。

　　李素真說，每次老伴走出家門，社區都有人幫忙照看，過馬路時會有人喊：「邱仔！過馬路小心點，不要跑太遠哦。」有一次不慎走失，幸虧碰到認識的人幫忙指引，才能找到回家的路，這就是社區關懷力量。

▼ 退化癱坐輪椅，最放不下老母親

　　住在嘉義市的 65 歲陳阿伯，早晨 8 點半就端坐在客廳的輪椅，等待居服員到府服務。公務員出身的他個性溫和、不擅表達，幾年前開始睡不好、走路不穩，卻被誤診為脊椎問題，經轉診才確認是巴金森氏症。陳阿伯家中住著一老、一妻，主要照顧者是攜手一生的太太陳阿姨。

　　陳阿伯的孩子住在老家附近，經常會回來陪伴。客廳擺放著全家福、孫女照，孝順的孩子為他買下一台運動器材，但行動不便的他已無法使用。平日早晨，居服員都會到府幫他活動關節、扶他練習走路、推他到菜園散步，護理師也會定期前往關懷。

　　「醫師說他只會退步，不會進步。」陳阿姨心疼地望著先生，流露出隱隱不安。

　　陳阿伯兩年半間，從可自由活動、說話、吃飯，退化為坐輪椅、說話含糊、吞嚥困難。擔任公務員的他，直到無法開車才放棄工作，起初的照顧責任都由太太一人擔當，壓力大得快撐不住時，才接觸到長照服務。

◎年邁媽媽憂心全寫在臉上

「阿伯加油！」護理師和居服員一邊信心喊話，一邊協助阿伯行走。一手托著阿伯，另一手則在前，避免阿伯跌倒。扶著助行器的陳阿伯，每跨出一步，就得花上好幾秒鐘。身上插著的尿袋，因長期服藥，可清楚看見尿液已呈茶色。

陳阿伯高齡 87 歲的母親頭髮已全白，安靜地坐在角落。陳阿姨透露，阿伯最擔心自己無法盡孝，但以阿伯的個性，從未把憂慮說出口。面對太太的照顧，陳阿伯總會對她說「謝謝」。聽著太太訴說照顧經過，不擅表達的陳阿伯便痛哭流涕，太太為他拭淚，安撫他。一旁的鄰居、護理師見狀，也哭成一團。

「你無法度衝啥，我攏甲你用，有我甲你顧，長照甲你到咖手」。陳阿姨擔心先生的狀況，未來若持續退化，恐怕連吃東西都有問題。不忍先生受苦，屆時可能考慮安寧療護。她表示，相當感謝政府推動長照 2.0，將來若身體不好，也會交代兒女別把自己送往安養機構，盼藉由長照的其他服務，減輕兒女的壓力和負擔。

嘉義陳伯伯（中）罹患巴金森氏症造成身體機能退化，平時擔任主要居家照護角色的妻子，除了生活起居及肢體運動的照顧，陳太太（右）經常透過言語和肢體接觸來鼓勵陳伯伯力抗病魔。（黃子明攝）

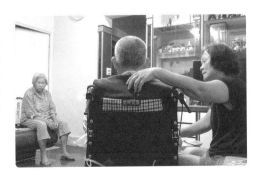

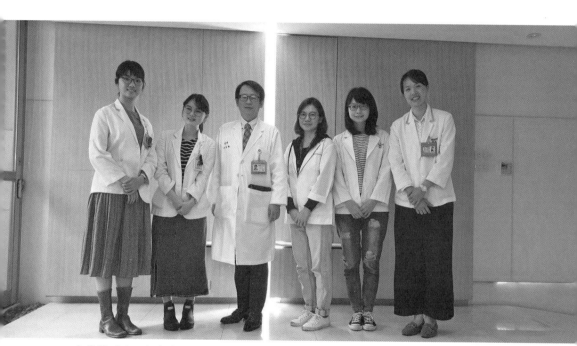

方俊凱（左３）與心理腫瘤學安寧療護心理師團隊。（方俊凱提供）

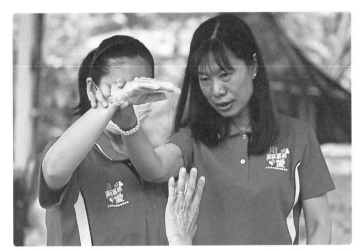

居服組副組長游詩嫻表示，老老照護家庭亟需外界協助。（黃
子明攝）

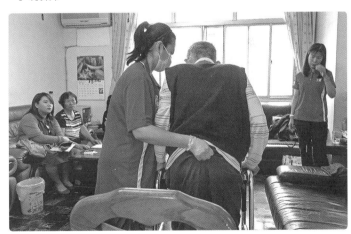

巴金森氏症的陳阿伯選擇居家照護，居服員每天除了協助他運
動復健，也會推著他到住家戶外散心。（黃子明攝）

◆ 外婆帶大的她跟老人家超投緣，
  護理師把長輩當家人

　　「陪伴長輩走到人生盡頭，我會覺得自己做了南丁格爾會做的事。」從小由外婆帶大的眉宜均，是一名居家護理師，因熱愛與長輩互動，踏入長照的領域，負責督導居服員，定期訪視、關懷失能長者。一大清早，就到達陳阿伯家，邊與陳阿姨聊天，邊等待居服員到府。

　　回憶起工作的過程，眉宜均表示，受到家人影響，對護理工作產生熱情。在醫院實習時，看見孤身一人的阿嬤躺在床上，便主動搭理她，一聊才發現，阿嬤的家人沒辦法到院陪伴。熱心的眉宜均便擔任起關懷的角色，陪阿嬤聊天、餵食、喝水等。與此同時，她發現自己特別喜歡與長者互動，也埋下了投入長照的種子。

　　「許多人會選擇婦產科、小兒科，老人照顧則不見得有人願意走。」眉宜均表示，照顧長者需要更大的耐心、毅力，也會更接近死神。曾擔任護理之家護理師的她，因家庭因素離職後，便轉投入中華聖母基金會長照服務，定期關懷失能長者，與長者的互動如同家人，彼此關懷。

　　曾有關係要好的獨居老奶奶，罹患心血管疾病，走路也不便。除

定期的家訪、電訪，眉宜均也會自行到府，陪她聊天。老奶奶最後的日子，仍不斷感謝眉宜均和居服員的「不嫌棄」，令她相當不捨，也感慨能盡到陪伴的小小力量。接觸這份工作後，眉宜均才發現長照的選擇可以很多元，如送餐、陪伴外出、交通接送、喘息服務等。

　　服務陳阿伯一家，也令她對晚年人生產生新的見解。「沒人喜歡老了住機構，金窩銀窩還是自己的豬窩好。」看著罹患巴金森氏症的陳阿伯，說話已含糊不清，但陳阿姨仍盡心陪伴，一肩扛起家中責任，蠟燭兩頭燒也任勞任怨，令眉宜均感動得掉下眼淚。

　　這樣的夫妻之情，令眉宜均直呼，若換作自己，不曉得是否能做到陳阿姨那種程度的付出。而陳阿姨與陳阿伯的互動，令她確實體會「執子之手，與子偕老」的意義。

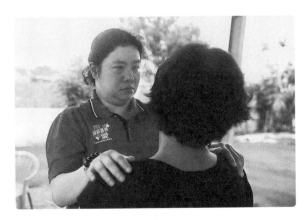

罹患巴金森氏症的嘉義陳伯伯選擇居家照護，談及照護過程的艱辛，他的太太（左）與情同家人的居家護理師眉宜均（右）相互加油打氣。（黃子明攝）

❤ 拆鼻胃管，顏奶奶嚐幸福滋味

年近百歲的顏施治奶奶患有極重度失智，需長期臥床，在北市聯醫居家照護團隊努力下，已可插著鼻胃管進食，很快地就可拆除鼻胃管。營養師說，以鼻胃管灌食的食物沒有味道，對病人而言相當沒有生命力，也會加速病情惡化；若能直接吃到喜歡的水果泥，會有「幸福」的感覺。

顏奶奶的大女兒顏美縷表示，顏奶奶很喜歡吃甜食，過去幾乎不太喝水，只喜歡喝果汁，因此甜食對她而言有很大的鼓舞效果，看著顏奶奶為了維持生命需插鼻胃管，捨棄最愛的甜食，讓人很不捨，因此開始與居護團隊研究親餵。解決吞嚥困難，是人生最困難最後一堂課。

◎灌食維生，女兒看了不捨

北市聯醫營養部主任張惠萍指出，顏奶奶已經插鼻胃管好幾年，最初居護團隊僅到府更換鼻胃管，之後便開始思考，希望能讓顏奶奶以口進食。張惠萍說，去年與語言治療師一同評估其吞嚥能力，也測試可吃食物種類，發現顏奶奶可以食用果泥。

　　張惠萍表示，居護團隊教導家屬如何變換食物口味，例如可以用酪梨、黑棗等水果搭配牛奶，讓病人越吃越多樣。不過由於顏奶奶比較抗拒較苦的藥，團隊也調整吃藥頻率、減少藥量，目前顏奶奶狀況穩定，短時間內就可拔除鼻胃管。

　　張惠萍說，研究發現，以口進食或透過鼻胃管灌食，發生肺炎比例其實沒差別，且病人能吃到食物，就會有幸福感；若僅以鼻胃管灌食，病人的口腔能力會越來越退化，求生意志也會降低。

　　張惠萍也說，在醫院時因為沒有實際食物，也無法了解各病人家

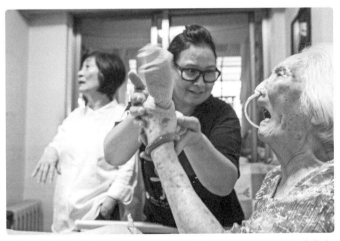

居家安寧的 98 歲顏奶奶臥床多年，印尼籍看護安妮（左）
依照醫療團隊指示，為她按摩運動。（黃子明攝）

中器具種類，較難教導家屬製作食物；但實際進到家中居護後，就可直接了解各病人狀況並給予建議，實際演練對家屬而言也會更容易學習。

◎餵媽媽吃東西，她的焦慮獲得緩解

久病床前無孝子，照顧重症患者後續引發的經濟、情緒壓力都極大。顏施治奶奶居家護理團隊中的心理師羅智宇指出，家屬情緒容易受病人病況影響，居護團隊會觀察各家庭關係，加強現有連結，並照顧家屬情緒問題。以顏奶奶為例，透過以口餵食拉近病人與家屬關係，照顧者情緒也會更舒緩。

日本歌手清水由貴子2009年因不堪照顧80歲失智老母的身心負荷，走上自殺之路，她在父親墳前喝下硫化水素，可說是家庭悲劇。為避免此類悲劇再度上演，北市聯醫居家照護團隊加入心理師，除了照顧病人，也兼顧照顧者身心靈。

重度失智顏奶奶的主要照顧者是大女兒顏美縷，她說，在居護團隊協助照顧之前，她經常感到徬徨無助，例如顏奶奶曾在半夜有狀況，全身抽搐，驚慌失措的她邊哭邊致電119，電話那頭的照顧團隊發現她情緒崩潰，要求她不可掛電話，邊與她聊天以安撫她的情緒。

居護團隊加入後，顏奶奶再發生狀況，顏美縷都會直接向團隊求助。心理師羅智宇說，團隊會教導家屬更了解末期病人處置狀況，以及如何用對病人影響最小的做法，讓病情恢復穩定。

　　羅智宇說，顏美纓過去容易因為顏奶奶病況轉變而有巨大情緒起伏，壓力非常大；團隊介入後，顏奶奶病況穩定下來，顏美纓情緒也漸趨平穩，逐漸有自己的休閒娛樂，如運動、旅遊等，對她的情緒幫助很大。

　　羅智宇說，顏奶奶過去都以鼻胃管灌食，與家屬之間的連結較小，但現在進步到以口進食，顏美纓就可與媽媽一邊聊天、一邊餵食，兩人互動也會增加，不只病人病況惡化速度減緩，家屬也會更放鬆。

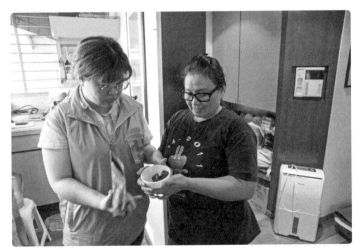

居家安寧的 98 歲顏奶奶愛吃甜，印尼籍看護安妮（右）在醫療團隊指導下調製各種餐飲及甜品。（黃子明攝）

❤ 失智媽老說東西被偷，女兒哭笑不得

　　失智症症狀包括幻聽、幻覺、妄想等，也會導致照顧者更加無力面對。今年已近百歲的顏施治奶奶患有極重度失智，主要照顧者、大女兒顏美纓說，顏奶奶初期僅是找不到回家的路，到後面開始質疑家人偷取她的物品，甚至四處「造謠」，曾導致姊妹一度失和。居家護理團隊介入後，家屬逐漸了解失智症狀，才終於解開心結。

　　北市聯醫中興院區家醫科主任孫文榮指出，失智症患者會有幻聽與幻覺，有時還有暴力傾向，對家屬來說是一大重擔。顏美纓說，最初發現顏奶奶疑似罹病，是出門後會在住家附近路口迷路，還曾在家

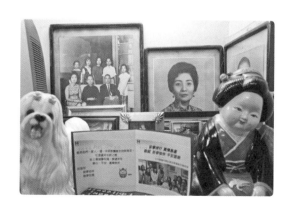

居家安寧的 98 歲顏奶奶臥床多年，她的床頭邊擺放許多她早年個人照及家族照。（黃子明攝）

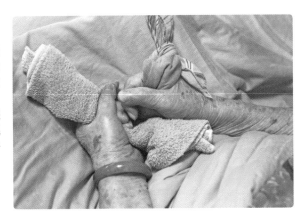

居家安寧的 98 歲顏奶奶臥床多年，雖然插著鼻胃管，但在台北市立聯醫團隊細心照料下，還是維持不錯的身體機能，看護讓奶奶握著毛巾以保護手部。（黃子明攝）

門前路口搭計程車，說「要回家」，司機問：「就在旁邊，幹嘛搭車？」愛面子的顏奶奶藉口稱「身體不適」。

　　隨著顏奶奶症狀越來越明顯，顏美纓在家中與各處都安裝監視器，避免顏奶奶再次走丟。而顏奶奶也逐漸出現幻覺，常因為找不到想要的東西，就指控是家人偷東西，還經常向顏美纓抱怨孫女偷她的「枕頭」，讓顏美纓又好氣又好笑。顏奶奶還會向 4 個女兒分別告狀，曾對大女兒說二女兒偷她的錢，導致有一段時間顏家 4 姊妹感情失和，之後 4 人聊開來才發現是誤會，從此 4 人也達成共識，會互相確認顏奶奶的談話內容。

　　顏美纓表示，居家護理團隊介入後，教導她們許多跟失智症有關的病症，也讓她們學會如何面對，家人之間的心結順利化解，她笑稱：「真的是好險有你們。」

♥ 好厝邊幫看顧，居護網不漏接

　　居家護理加入醫療服務，並整合安寧照護，社區照顧網才更綿密！北市聯醫中興院區家醫科主任孫文榮投入居家照護近 10 年，手上許多個案最初都很嚴重，如酗酒、失能，團隊介入後病情才逐漸穩定；但他也表示，單靠醫院絕對不夠，若診所可以加入，加上里長、社區協助，就能形成一大安全網。

　　孫文榮表示，長期臥床的顏施治奶奶出入不便，無法自行至醫院就醫，因此由居家護理團隊介入，最初只是為她更換鼻胃管，之後再加入營養師、護理師、語言治療師等，開始評估其吞嚥能力，朝「撤除鼻胃管」目標邁進。

　　孫文榮指出，申請居家安寧照護管道分為三大類，包括失能、重病、巴氏量表 60 分以下情況者，及申請過居家護理者，患者出院時護理師也會詢問是否有需求。若是其他有需求者，可直接拿病歷摘要至門診就醫申請，也可透過里長詢問。

　　孫文榮說，獨居的案子較棘手，許多失能老人沒人照顧，住處充斥尿騷味、垃圾臭氣，甚至床邊就是小便斗，生活環境糟糕。有些老人雖然膝下有子女，實際上是獨居，卻無法擁有特殊身分，以便醫院介入照顧。

　　孫文榮表示，這時社區的存在更顯重要，里長、鄰居扮演重要角色，只有醫院照顧不夠，若社區能構成點線面的照護網，診所也能一併加入，病人將得到最完整的照護。

　　目前台灣居家照護還不是非常普遍，孫文榮曾接手一個案子，病人的 8 個兒女都不相信有居家照護這麼「好康」的事，每次團隊到案主家中，8 名兒女就會輪流「關切」，「好像是在監督我們！」孫文榮笑說。但時間久了，病患家屬發現居護團隊是「玩真的」，中間也經歷病患跌倒、帶狀皰疹、肺炎、割傷等狀況，居護團隊逐漸取得家屬信任，且病人狀況逐漸穩定，最後反而是家屬開始到處推廣居家安寧服務。

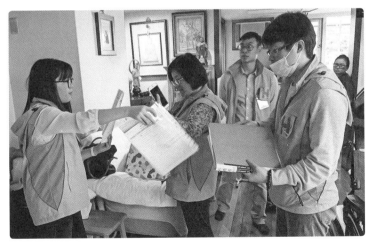

居家安寧的 98 歲顏奶奶臥床多年，雖然插著鼻胃管，但在台北市立聯醫團隊細心照料下，還是維持不錯的身體機能，醫療團隊人員正在討論奶奶相關問題。（黃子明攝）

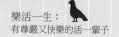

充電站

Ⓠ 居家照顧是什麼？如何申請長照？

　　居家照顧屬於長照 2.0 中「照顧及專業服務」的一種服務型態，民眾在經由專人評估、確認有需求後，即可使用此項服務。「照顧服務及專業服務」可分別透過居家或社區的方式來提供，居家照顧服務即由照服員到失能者家中服務，專業服務則是醫師人員、社工人員提供服務。

　　照服員所提供的服務，包括基本身體清潔（如：協助刷牙、洗臉、擦澡等）、簡單的備餐、餵食、活動關節、拍背、陪同外出等；專業服務則包括居家復能、營養照護、吞嚥照護、臥床或活動功能受限照護等，由專人評估、指導，必要時轉介醫療處置。

　　「照顧及專業服務」僅是長照 2.0 的其中一包錢，其餘 3 包

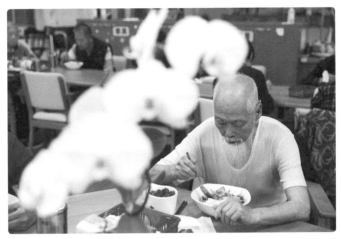

台北市立聯醫居家安
寧醫護團隊主任孫文
榮醫師強調，居家安
寧真正的力量在家庭
與社區，搭配醫療構
築完善照護網。（王
英豪攝）

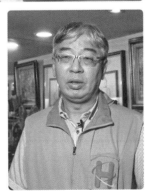

錢為「交通接送」、「輔具及居家環境無障礙改善服務」、「喘息服務」。民眾若有失能情形，且符合 65 歲以上老人、領有身心障礙手冊、55 至 64 歲的原住民、50 歲以上失智症患者其中一項條件，即可申請長照服務。以民眾使用較多的「照顧及專業服務」為例，失能者若屬於一般戶，使用服務時需自行負擔照顧費用的 16%，其餘由政府補助、中低收負擔 5%、低收入戶則免費使用。

申請長照資源時，民眾可撥打 1966 長照專線（手機市話撥打皆前 5 分鐘免費），將由專人協助評估失能等級及可以使用的長照服務額度後，交由 A 級單位依失能者需求擬訂照顧計畫，再連結至長照 4 包錢的服務。剛接受治療並準備出院者，如出院後會有長照需求，可在出院前藉由醫院提供的出院準備服務，主動連結長照的申請流程，民眾不需等出院返家後再撥打 1966 長照專線，可以更快速銜接長照服務。

（資料來源：衛福部、林周義整理）

Q 三管是什麼？一定要裝嗎？

許多人常說的「三管」指的是鼻胃管、氣切管及導尿管，常見於末期病人身上。其中的鼻胃管，目的是協助無法吞嚥、容易嗆咳的病人獲取營養，將牛奶倒入鼻胃管，再順著管路進入腹中。每個病人喉嚨的敏感度不一，有些人會因過於難受，自行將鼻胃管拔除，甚至因此被家人束縛，強制灌食。

在走向人生終點的過程中，帶著鼻胃管的病人無法嚐到食物的美味，胃酸逆流的風險也較高，有時也會因為插錯位子，而餵錯地方。在自我形象方面，有些病人會無法接受不能吃正常食物的事實，造成情緒低落、食慾不振等。這些情況都需藉由專業醫護人員去處理。

三管的另一個管是氣切管，透過在氣管中開口，將氧氣灌入肺部，協助難以呼吸的病人維持呼吸，常見於舌癌、喉癌等接受過手術的患者、呼吸衰竭者身上。氧氣無法經由鼻腔進入，無法過濾掉粉塵、無法加溫，也令這些患者分泌物變多，經常需要抽

痰。

導尿管則常見於排尿不順、尿道阻塞者，使用久了可能導致感染，病人也會經常感覺到異物感。一旦不小心被拔除，將會產生撕裂傷。

在走向死亡的過程中，若需提升生活品質，達到善終的目的，可透過《安寧緩和醫療條例》、《病人自主權利法》拔除管路。前者僅限於末期病人，可由家屬決定醫療處置；後者則適用於末期、不可逆轉的昏迷、植物人、極重度失智或政府公告的其他範圍，僅有本人可預立醫療決定。

臨床上，較少病人拔除尿管。若拔除鼻胃管，將採取舒適餵食，病人想吃的時候就餵，不想吃的時候就不餵。餵食時，一小口一小口地餵，讓病人嚐到食物的美味。拔除氣切管者，醫護人員則會提供高濃度氧氣、非侵入性的呼吸器，讓病人可在舒適的情況下度過餘生。

（諮詢／北市聯醫神經內科主任劉建良及衛福部、林周義整理）

Q 器捐的意義？如何器捐？

　　器官捐贈，分為活體器捐及屍體器捐。活體器捐為成年人在不危害自身生命、安全的原則下，捐出腎臟、部分肝臟予親人；屍體器捐則是在判定腦死後，將器官捐給無親屬關係的陌生人，是一項延續他人生命的愛心活動。

　　根據器官捐贈移植登錄中心統計，今年等待器捐者人數已破萬，截至 2019 年 12 月初，仍有近 200 人等待心臟移植、800 多人等待眼角膜移植、50 多人等待肺移植、1,000 多人等待肝臟移植、7,000 多人等待腎臟移植，零星個案等待腸移植。

　　屍體器捐僅在病人腦死後才能進行。臨床上的腦死，指的是生命中樞 ── 腦幹的壞死，導致呼吸完全停止、器官逐漸敗壞。隨著科技進步，腦死的病人可藉由呼吸器、藥物，維持生理功能，但仍然難以撐過 2 星期。一旦去除呼吸器，病人即無法自行呼吸，心臟也會隨之停止。

在實施屍體器捐前，除了病人原先簽署的「器捐同意書」，醫院也會徵求近親家屬的書面同意，並在 2 次腦死判定後，摘除器官或組織，供給有需求的病人移植使用。摘除器官後，醫師將細心縫合，恢復病人的外觀，不會影響後續的喪葬安排。

面對「等待奇蹟」、「遺愛人間」之間的掙扎，有時必須接受不能改變的事實。一旦專業醫師宣佈腦死，就已經沒有希望了。當心愛的家人能以另外一種形式，活在人世間，對家屬來說，也是安慰與鼓舞。

民眾如有器捐意願，可透過中華民國器官捐贈協會、器捐中心等網站線上簽署「器捐同意書」，或到全國各醫院、衛生所、健保署等服務窗口索取同意書，申請註記器官捐贈意願於健保 IC 卡。

另一方面，衛福部司 2019 年初開放非親屬活體腎捐，只要 2 家人配對成功，即可讓 A 腎友家人捐腎給 B 腎友，B 腎友家人捐腎給 A 腎友，一腎換一腎。腎友若無法接受家屬腎捐，可在醫

院倫理委員會審查同意後，於器官捐贈移植登錄系統完成登錄作業。若成功配對、完成交叉比對，經審查後即可進行活體腎臟移植。
（資料來源：北榮社會工作室、器捐協會及衛福部、林周義整理）

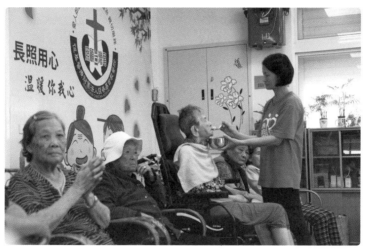

在走向死亡的過程中，透過《安寧緩和醫療條例》、《病人自主權利法》，可提升生活品質，達到善終的目的。

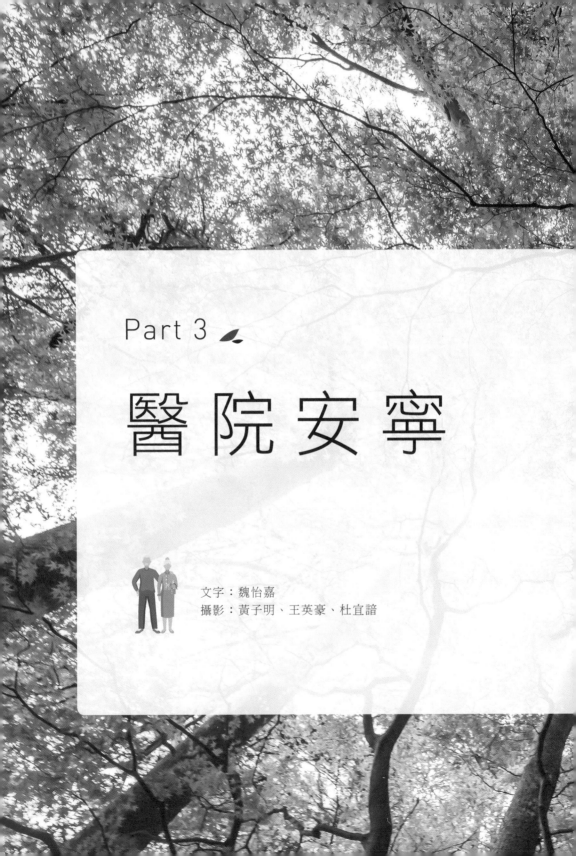

Part 3

醫院安寧

文字：魏怡嘉
攝影：黃子明、王英豪、杜宜諳

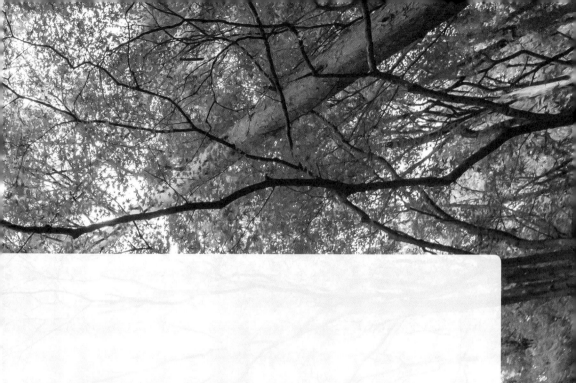

「生命即將走向盡頭，當片自然掉落的葉子。」素
有安寧之父之稱的台灣安寧照顧基金會董事賴允
亮，對安寧緩和醫療做了最簡單的詮釋。當大家開
始知道生命要學習如何放手，在各方努力下，1990
年台灣第一個安寧病房成立，10年後《安寧緩和醫
療條例》在台灣公告施行，安寧緩和醫療正式走入
醫院病房。

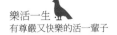

獨子生命盡頭，
全家一起簽安寧緩和醫療意願書

　　賴允亮說，對生命的不捨是很自然的事，但他看過太多已經沒有意識，只靠葉克膜等儀器維持生命跡象的病人，宛若像膠帶強綁在枝頭的葉子，最後葉子早已乾枯垂下，只剩下膠帶仍緊緊的纏著，令人不勝稀噓。

　　長年推動安寧緩和醫療，賴允亮在安寧病房中，看過無數的生命故事。令他印象最深刻的，10多年前，一位20多歲的年輕人，上面有4、5個姊姊，在家中是最小的獨子，但卻罹患神經纖維方面的惡性腫瘤，在醫療有其極限的情況下，生命的消逝是可以預見的，「這個孩子是這個家盼來的，得知不久的將來就會失去最小的兒子及弟弟，家人心中的痛是無法形容的！」

　　面對即將消逝的生命，對病人來說，是病痛的苦，但對家人來說，卻是折磨的苦。

　　賴允亮說，在病房內，大家強顏歡笑，出了病房，淚卻是止不住的掉。依當時的醫療，雖然可以減少這位獨子身上1、2顆腫瘤，但對生命的延續卻是有限的，大家都知道那天會到來，雖然誰都不願放棄，但也都清楚知道要放手，可是誰來說再見？

◎決定放手，但誰來說再見

有一天，在病房內，最小的姊姊突然拿出「安寧緩和醫療暨維生醫療抉擇意願書」表示要簽自己的這一份，空氣中一時雖為之凝結，但沒過多久，第二個姊姊打破沉默也跟著說要簽，且一邊簽一邊說著：「生命不能挽留，但也不要受苦，不如放手自然歸去。」接著第三個姊姊也簽了，……一直到最後連爸爸及媽媽也都簽了。此時，這位獨子弟弟受到了家人的感染，也鼓起勇氣大聲的說：「好！我也來簽，這樣我們全家都一起簽了。」

賴允亮說，當時病房內，病患與家屬愛成了一團，病房外，醫療人員卻哭成一團，跟過去的經驗完全相反，讓他久久不能自已。

最後這位年輕人，在家人愛的包圍下，生命走向了終點，由哀傷變成了感恩，而活著的家人也沒有遺憾。賴允亮說，罹癌已逝歌手薛岳寫下的歌詞：「如果還有明天，你要怎樣裝扮你的臉，如果沒有明天，要如何說再見……」安寧緩和醫療照顧醫療，讓人看到生命的終點，進而領略生命的真諦、懂得去珍惜。

媽媽拒插管不電擊，兒哽咽支持

　　而這樣決定適時放手的生命故事，20多年來，不斷的在安寧病房重演著……。

　　高齡七旬張媽媽7、8年前罹患乳癌，挺過6次化療，一年多前，脖子腫了起來，經過連串檢查，才確診是大腸癌末期。張媽媽的兒子說，以為媽媽先前對抗過乳癌，這次大腸癌也有機會過關，未料經過11次化療仍未有起色，也在醫院擔任志工的媽媽堅持不要插管、不要電擊，選在安寧病房，安祥的走完人生最後一哩路。

◎受夠折磨，決定選擇安寧

　　安寧病房內，為了減輕張媽媽的疼痛，醫師為她打嗎啡止痛，張媽媽一臉平和地睡著。張媽媽兒子細心以沾水棉棒溼潤著母親略乾的嘴脣，一下子握著媽媽的手、一下子為媽媽拉拉棉被，以媽媽病床為中心，來來回回走著，再也忍不住哽咽說，媽媽身體狀況已撐不住了，「只要媽媽不再痛、平平靜靜的，就心滿意足了」。

　　張媽媽兒子說，母親罹患大腸癌後，雖已是末期，一開始仍樂觀面對，但隨著一次次化療後無起色，加上化療時嘔吐、雙手雙腳龜裂

發黑，一波又一波的打擊，最後媽媽體
認到這次大腸癌真的來勢洶洶，加上過
去罹患乳癌後一直在醫院擔任義工，也
看盡生死，決定不再積極治療，住進安
寧病房。

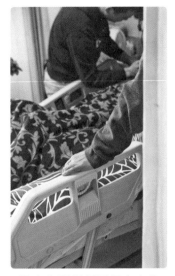

罹癌的張媽媽歷經多次化
療不見起色，加上一直在
醫院當志工，看盡生死。
最終決定不插管、不電擊，
選住進安寧病房，最終安
詳離世。

◎嗎啡止痛，母親安詳睡著

即便住進安寧病房，期間張媽媽
一度想要振作，癌細胞轉移到脊椎，就
同意動手術把那節脊椎拿掉；無法排
便，就做人工肛門。無奈仍不敵癌魔，
癌症的椎心疼痛及折磨，張媽媽最後徹
底放棄，只想減輕疼痛、好好地走完人
生旅途。

張媽媽兒子說，媽媽前 1、2 個月
前原本還可以行走，看到媽媽這麼辛苦，做子女的真的很心疼，卻無
法為媽媽分擔一絲絲痛苦。在安寧病房，張媽媽的疼痛獲得控制，不
用全身插滿管子，最後有尊嚴、安詳地在睡夢中到了另一個國度。

✦ 陪妻兒出遊，與母和解，他無憾離開

　　在安寧病房中，道謝、道愛、道歉、道別「四道人生」是重要的人生習題，癌末病患生命一天天流逝，很多心願就怕來不及實現，安寧病房便肩負圓夢使命與任務。

　　阿傑（化名）年紀輕輕才 30 多歲，卻罹患兩種癌症，病床上一心想帶太太跟兩個孩子去旅行，還想補送太太結婚戒指；醫護團隊為阿傑全家安排淡水之旅，太太也照阿傑意思買了一枚戒指，生前告別會那天，阿傑為太太戴上戒指、流著淚與母親和解，隔天便沒有遺憾地離開人世。

　　萬芳醫院安寧病房「阿長」魯啟玉說，阿傑是金門人，很年輕便離家到台北，跟原生家庭很疏離。住院期間，阿傑多次進出加護病房，加上癌症細胞轉移，治療未見起色，為了與家人多點時間相處，決定住進安寧病房。魯啟玉說，阿傑因癌細胞轉移到腦部、失去聽力只能筆談，他寫道：「曾答應孩子去旅行，可否請假外出圓夢，還想補送太太一枚婚戒，就怕以後沒機會了」。

　　魯啟玉說，團隊看了阿傑的心願後很感動，決定「撩落去」為阿傑圓夢，一家人到淡水度過快樂一天。回院後，無法陪太太選婚戒的阿傑，希望太太去挑一個自己喜歡的戒指，但沒多久，太太回到了醫

院跟魯啟玉說：「我在醫院外街道走來走去，一個人去補買結婚戒指讓我很感慨，沒有了先生，這枚戒指也沒有意義了。」

　　為阿傑舉辦生前告別會那天，阿傑的媽媽及哥哥都來了，阿傑的媽媽道歉、自責不該讓他這麼早就離家，阿傑流下眼淚，母子擁抱痛哭；之後阿傑為太太戴上結婚戒指，二個孩子也送上畫作，畫中畫著一家開心出遊，阿傑含淚點頭，心中已了無牽掛，數日後，便安祥的離開了這個世界。

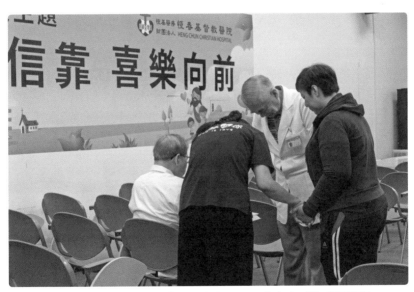

道謝、道愛、道歉、道別的「四道人生」，是人生臨別的重要習題。

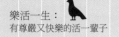

充電站

Ｑ 什麼是安寧緩和醫療照顧？在國內的緣起

　　早在 30 年前，台灣就開始看到有些病患病程會走向不可避免的死亡，該如何來照顧他們的需要。

　　1990 年 2 月，台灣第一個安寧病房在淡水馬偕醫院設立，同年 12 月安寧照顧基金會也隨之成立。2000 年《安寧緩和醫療條例》在台灣公告施行，為罹患嚴重傷病，經醫師診斷認為不可治癒，且有醫學上的證據、近期內病程進行至死亡已不可避免者，施予緩解性、支持性的醫療照護，以減輕或免除其生理、心理及靈性的痛苦。患者可簽署「安寧緩和醫療暨維生醫療抉擇意願書」（2013 年第三次修法後的名稱），當面臨不可治癒且無法避免死亡，後續醫療處置遵照「不 CPR、不維生醫療」二大原則。

之後《安寧緩和醫療條例》經過 3 次的翻修，讓簽署更加容易，必要時一定的關係人可以代理簽署。台灣的《安寧緩和醫療條例》，是亞洲第一部非營利、靠社會力量催生的「自然死」條例，也是顯示一個國家的死亡品質，2015 年經濟學人資訊社」（EIU）公布的評比，台灣已位居世界第 6 位。

安寧團隊是由不同職類的專業醫療人員組成，提供病人及家屬身、心、靈的全方位照顧，並且協助病人及家屬面對死亡的各種調適，讓生死兩無憾。而落葉歸根，在生命的末期，病患想要的是回家，1996 年安寧緩和醫療照顧模式由醫院走進居家安寧，之後又由癌末擴展到其他疾病末期，健保署自 2009 年 9 月起，將適用「住院安寧療護」以及「安寧居家療護」的給付範圍擴大到心臟衰竭、肺部等其他八類末期疾病。目前使用安寧緩和醫療照顧的病患約占 60%，非癌症病患則在 10% 以下。

現階段的安寧緩和醫療照顧又更進一步進展到社區安寧的模式，即由社區醫療單位包括衛生所、地方醫院及開業診所等共同合作提供安寧緩和醫療照顧，安寧緩和醫療照顧是高科技、高人

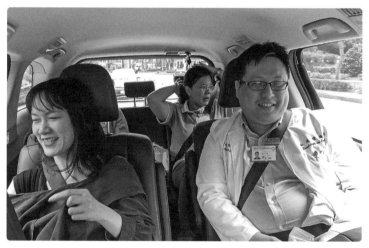

萬芳醫院安寧病房主任張家崙（右），偕醫療團隊深入偏鄉，為
居家安寧病人療護。

性的最終展現，也是一門生命教育的課程。

（諮詢／安寧緩和照顧基金會董事賴允亮教授、魏怡嘉整理）

Q　安寧緩和醫療照顧會不會到最後什麼都不做？

這的確是很多癌末病患家屬心中的掙扎。一般人對「自然死」和「安樂死」名詞的概念常混淆不清，在《安寧緩和醫療條例》中所提到的「自然死」，與免除病人痛苦，以加工的方式提早結束病人生命的「安樂死」是完全不同。對於罹患癌症末期的臨終病人而言，生活的品質優於生命的延長。

安寧是讓患者沒有痛苦地走，但不是什麼都不做；癌末病患體力虛弱，有必要以鼻胃管餵食，若病患連餓的感覺都沒有，短時間內傾向不使用鼻胃管，不過還是會持續給予現有的點滴及營養補給，維持現狀，讓自然來決定一切。

很多人也會問，若選擇安寧的癌症病患得到流感，狀況不好

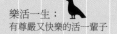

時要不要插管？由於病患可能透過救治而度過流感危機，所以需要時還是會插管；如果數天後狀況仍沒有好轉，就會考慮拔管，讓病情順其自然。安寧初衷是「怎麼做對病患較好」，不是「什麼都不管了」。

（諮詢／萬芳醫院安寧病房主任張家崙、魏怡嘉整理）

Ｑ 《安寧緩和醫療條例》與《病人自主權利法》有何不同？

《安寧緩和醫療條例》立法時，就是不希望民眾面臨不可治癒且死亡已不可避免時，再受到儀器延長生命之苦，因此以末期患者為對象，患者可拒絕做心肺復甦術 CPR 及不接受維生醫療。而「病人自主權利法」則是在民眾具備足夠的意識及心智能力，經預立醫療照護諮商（ACP）後，簽署預立醫療決定書（AD），一旦未來自己成為末期病人、處於不可逆轉的昏迷狀況、永久植物人狀態、極重度失智及其他經中央主管機關公告的疾病，因痛苦難以忍受、疾病無法治癒且依當時醫療水準無其他合適解決方

法時，可選擇拒絕維持生命治療與人工營養及流體餵養。

　　《病主法》與安寧緩和醫療的共同對象都包含了末期病人，另《病主法》讓意願人透過預立醫療照護諮商簽署預立醫療決定，保障自己的決定能力延伸到無法表達的時候。安寧已推動多年，民眾對拒絕無意義的醫療已較能接受，且簽署的程序容易；《病主法》目前需經醫療照護諮商，並自費才能簽署。

　　　　　　　（諮詢／安寧照顧基金會執行長林怡吟、魏怡嘉整理）

Ｑ 如何簽署安寧緩和醫療及在 IC 卡上註記？

　　民眾可以向台灣安寧照顧協會以郵件或電話索取，或是自台灣安寧照顧協會網站（http://www.tho.org.tw）、衛生福利部「預立醫療決定、安寧緩和醫療及器官院贈意願資訊系統」（https://hpcod.mohw.gov.tw）下載，取得「安寧緩和醫療暨維生醫療抉擇意願書」，另各醫療院所的社會服務室或安寧療護相關單位亦可索取。

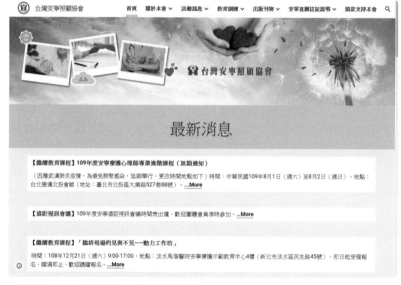

資料來源：台灣安寧照顧協會網站

　　意願書需為本人親自書寫，或是由明文委託的醫療委任代理人填寫，以表達疾病末期選擇不急救的意願。填寫完成意願人及二位見證人資料後，將第一聯正本掛號寄至台灣安寧照顧協會，第二聯副本則自行保留。部分醫院社工單位也有提供收件服務，但民眾需要先問清楚。

　　若當事人意識不清楚且未簽署預立「安寧緩和醫療暨維生抉擇意願書」，面臨疾病末期且無法表達意願的狀態時，可由家屬簽署「不施行心肺復甦術同意書」及「不施行維生醫療同意書」。

　　填好的意願書在寄出後，可去電台灣安寧照顧協會查詢進度，或直接到醫院批價掛號櫃檯，與中央健康保險署電腦連線進行健保卡資料更新，若資料無誤即可註記於健保 IC 卡上。

　　另為因應 e 化的便民服務，衛福部已經完成建置安寧緩和醫療、器官捐贈及預立醫療決定整合資訊系統平台（網址：https://hpcod.mohw.gov.tw），新增「預立安寧緩和醫療暨維生醫療抉擇意願書」的自然人憑證線上簽署功能，可大幅縮短現階簽署註

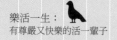

記流程，從原本的平均 21 天縮短至 3 天以下。同時該系統亦可提供民眾及醫療機構、醫事人員查詢功能，了解意願書的簽署情形，並輔助照護諮商的進行及後續管理。

（資料來源：衛福部、魏怡嘉整理）

Q 國內可提供醫院安寧緩和醫療照顧的醫療院所？

臺北市	國立台灣大學醫學院附設醫院	02-2312-3456
臺北市	三軍總醫院附設民眾診療服務	02-8792-3311
臺北市	臺北榮民總醫院	02-2871-2121
臺北市	台灣基督長老教會馬偕醫療財團法人馬偕紀念醫院	02-2543-3535
臺北市	新光醫療財團法人新光吳火獅紀念醫院	02-2833-2211
臺北市	臺北市立萬芳醫院委託財團法人臺北醫學大學辦理	02-2930-7930
臺北市	振興醫療財團法人振興醫院	02-2826-4400

臺北市	臺北市立聯合醫院中興、仁愛、和平、忠孝、陽明、林森院區	02-2555-3000
臺北市	臺北醫學大學附設醫院	02-2737-2181
臺北市	醫療財團法人辜公亮基金會和信治癌中心醫院	02-2897-0011
臺北市	臺北市立關渡醫院 - 委託臺北榮民總醫院經營	02-2858-7000
新北市	台灣基督長老教會馬偕醫療財團法人淡水馬偕紀念醫院	02-2809-4661
新北市	醫療財團法人徐元智先生醫藥基金會亞東紀念醫院	02-8966-7000
新北市	佛教慈濟醫療財團法人台北慈濟醫院	02-6628-9779
新北市	國泰醫療財團法人汐止國泰綜合醫院	02-2648-2121
新北市	天主教耕莘醫療財團法人耕莘醫院	02-2219-3391
新北市	衛生福利部臺北醫院	02-2276-5566
新北市	衛生福利部雙和醫院	02-2249-0088
基隆市	長庚醫療財團法人基隆長庚紀念醫院	02-2432-9292
基隆市	衛生福利部基隆醫院	02-2429-2525
宜蘭縣	國立陽明大學附設醫院	03-932-5192
宜蘭縣	醫療財團法人羅許基金會羅東博愛醫院	03-954-3131
宜蘭縣	天主教靈醫會醫療財團法人羅東聖母醫院	03-954-4106

宜蘭縣	臺北榮民總醫院蘇澳分院	03-990-5106
桃園市	臺北榮民總醫院桃園分院	03-338-4889
桃園市	長庚醫療財團法人桃園長庚紀念醫院	03-3196-200
桃園市	衛生福利部桃園醫院	03-369-9721
新竹市	國立台灣大學醫學院附設醫院新竹分院	03-532-6151
新竹縣	臺北榮民總醫院新竹分院	03-596-2134
苗栗市	衛生福利部苗栗醫院	03-726-1920
苗栗縣	財團法人為恭紀念醫院	03-767-6811
臺中市	臺中榮民總醫院	04-2359-2525#9
臺中市	山醫學大學附設醫院	04-2473-9595
臺中市	中國醫藥大學附設醫院	04-2205-2121
臺中市	衛生福利部臺中醫院	04-2229-4411
臺中市	澄清綜合醫院中港分院	04-2463-2000
臺中市	光田醫療社團法人光田綜合醫院	（沙鹿總院） 04-2662-5111、 （大甲院區） 04-2688-5599

臺中市	佛教慈濟醫療財團法人台中慈濟醫院	04-3606-0666
臺中市	童綜合醫療社團法人童綜合醫院	（梧棲院區） 04-2658-1919、 （沙鹿院區） 04-2662-6161
臺中市	衛生福利部豐原醫院	04-2527-1180
彰化縣	彰化基督教醫療財團法人彰化基督教醫院	04-723-8595
彰化縣	衛生福利部彰化醫院	04-829-8686
南投縣	臺中榮民總醫院埔里分院	049-299-0833
南投縣	埔基醫療財團法人埔里基督教醫院	049-291-2151
南投縣	衛生福利部南投醫院	049-223-1150
雲林縣	國立台灣大學醫學院附設醫院雲林分院	（斗六） 05-532-3911、 （虎尾） 05-633-0002
嘉義市	戴德森醫療財團法人嘉義基督教醫院	05-276-5041
嘉義市	天主教中華聖母修女會醫療財團法人天主教聖馬爾定醫院	05-275-6000
嘉義市	臺中榮民總醫院嘉義分院	05-235-9630

嘉義縣	長庚醫療財團法人嘉義長庚紀念醫院	05-362-1000
嘉義縣	佛教慈濟醫療財團法人大林慈濟醫院	05-0264-8000
嘉義縣	衛生福利部朴子醫院	05-379-0600
臺南市	奇美醫療財團法人柳營奇美醫院	06-622-6999
臺南市	國立成功大學醫學院附設醫院	06-235-3535
臺南市	奇美醫療財團法人奇美醫院	06-281-2811
臺南市	台灣基督長老教會新樓醫療財團法人台南新樓醫院	06-274-8316
高雄市	高雄榮民總醫院	07-342-2121
高雄市	長庚醫療財團法人高雄長庚紀念醫院	07-731-7123
高雄市	財團法人私立高雄醫學大學附設中和紀念醫院	07-312-1101
高雄市	天主教聖功醫療財團法人聖功醫院	07-223-8153
高雄市	惠川醫院	07-622-9292
高雄市	高雄市立民生醫院	07-751-1131
高雄市	義大醫療財團法人義大癌治療醫院	07-615-0022
屏東縣	衛生福利部屏東醫院	08-736-3011
屏東縣	屏基醫療財團法人屏東基督教醫院	08-736-8686

屏東縣	民眾醫院	08-732-5455
花蓮縣	佛教慈濟醫療財團法人花蓮慈濟醫院	03-856-1825
花蓮縣	台灣基督教門諾會醫療財團法人門諾醫院	03-824-1234
花蓮縣	衛生福利部花蓮醫院	03-835-8141
花蓮縣	臺北榮民總醫院玉里分院	03-888-3141
臺東縣	天主教花蓮教區醫療財團法人台東聖母醫院	08-935-2410
臺東縣	臺北榮民總醫院臺東分院	08-922-2995
臺東縣	衛生福利部臺東醫院	08-932-4112
澎湖縣	衛生福利部澎湖醫院	06-926-1151
金門縣	衛生福利部金門醫院	08-233-2546

（資料來源：衛福部、魏怡嘉整理）

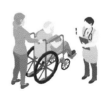

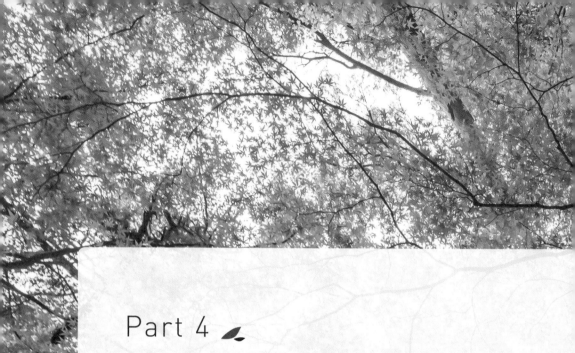

Part 4

居家安寧

文字：鄭郁蓁、魏怡嘉、林周義
攝影：黃子明、王英豪、杜宜諳

「希望在家中平靜地迎接死亡」，是不少高齡者和家屬心中抱持的想法。然而根據衛生福利部中央健康保險署統計，近年來，雖然國內接受安寧療護的人數逐年增加，2018 年安寧療護服務人數約有 5.1 萬人，其中接受安寧居家療護僅約 1.1 萬人，等於每 5 名臨終患者，只有 1 名選擇在家接受安寧照護，這個數字，和許多國家相比，事實上是偏低的。

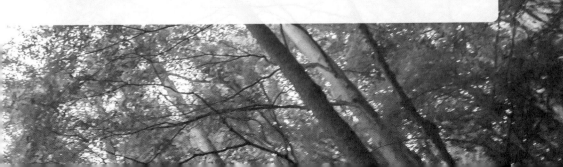

　　根據日本厚生勞動省調查，日本團塊世代面臨即將「2025 年問題」，進入「多死社會」的時代，也就是這群戰後的團塊世代將全部步入 75 歲集體老化，醫療照護體制將出現供不應求的問題，其中都會區將特別嚴重，厚生勞動省推測，2030 年可能有 47 萬人「死而不得其所」，目前已經有 7 成 5 的人都在醫院過世，未來醫院床位將不敷使用。

　　隨著高齡急救患者增加，住院時間變得越來越長，導致沒有空床收容重症患者，將是急救中心面臨的重大課題。尤其台灣將在 2026 年也進入「超高齡社會」，高齡化比率超過 20％，恐怕繼日本之後成為「多死社會」。2010 年台灣有 14.5 萬人死亡，2025 將增加到 20 萬人，2040 年則增加到 28.3 萬人，每 5 年的死亡率增加在 10％～13％之間，到了 2060 年，死亡人數更將達到 33.8 萬高峰，是目前的 1 倍多。

　　尤其，台灣在宅往生比例大約僅占 4 成，遠低於國際 6 成，這當中超過一半以上的病人，受到傳統觀念「要回家死」影響，多為臨終才從醫院被送回家，如何推動居家安寧，提高民眾的接受度，成為政府當前最重要的課題，而對於沒有選擇居家安寧的遺憾，衛福部長陳時中的內心最有所體會。

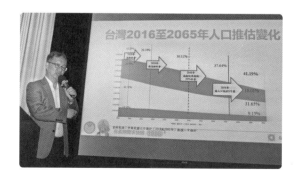

▼ 縫補父親拔管後的洞，陳時中心痛

　　「父親走的那一刻，醫院讓我親手拔掉呼吸器，一拔，父親的牙齒頓時全崩掉了下來；他身上裝滿管子留下的孔洞，我一針針地縫著，我心痛地問自己，為什麼不讓父親在家中安寧地走？至少有尊嚴多了！」回想起父親痛苦的離世，衛福部長陳時中吐露深埋內心多年心聲，眼眶泛淚盡是滿滿不捨。

　　陳時中擔任牙醫師公會全聯會理事長時，父親辭世。回憶那一夜，已是半夜一點多回到家，他才剛梳洗完畢，電話聲就響了起來，心頭湧起莫名恐懼，接起電話，果真醫院傳來父親已經撐不住消息，趕緊換上衣服直奔病榻。

◎自責沒讓爸尊嚴地離開

　　由於陳時中也是醫師，醫院善意地讓他親手為父親拔管，取下父親口中呼吸器時，「父親的牙齒一下子全都掉了下來，生前他的牙齒都是我幫忙看的，所以我知道父親的牙齒一向很好，當下感受父親在咬呼吸器時，是多麼地用力、多麼地痛苦。」

　　陳時中接著拔掉裝在父親身上的幾條管子，親手一針針為父親縫

補著拔管後留下的孔洞，心裡不禁想著，不到 2 個月前，父親還在家中過年，父親的學生還來家中看他，父親是多麼開心，「應該來醫院嗎？還是讓父親最後時日在家裡多待一些，是不是會開心些？在家中安寧地走，至少有尊嚴多了」，想到這裡，陳時中不禁嘆了口氣自問：「生命的尊嚴是什麼？」

為父親整理遺體後，天已亮，殯葬業者來了。陳時中說，殯葬業者大動作搬動父親遺體，十分不尊重，接著將父親遺體送到第二殯儀館，由於二殯沒有位置，殯葬業者竟將父親遺體隨意放在「亭仔腳」，令他十分不滿，感嘆他人生努力這麼久了，具一定社經地位，竟讓父親遺體遭到這樣對待，難過自責很不孝。

◎以同理心推動長照政策

更讓陳時中氣憤的是，得知第一殯儀館有位置時，家人欲將父親遺體移至一殯，竟遭到管理單位拒絕，因為依「規定」遺體只能在找到下葬之處才能移出，「這是什麼規定，怎麼可以這樣？」但管理單位怎麼說都不放行。為了父親遺體能被尊重對待，一輩子都沒因私事拜託過別人的陳時中，最後只好找市議員幫忙，是第一次、也是唯一一次。

陳時中說，經歷這些事，當時他深深覺得安心終老是國人都必須面對的課題。因此，他推動長照、居家安寧及《病人自主權利法》等相關政策，都深具同理心，站在尊重生命價值的角度出發，希望每個人的心靈都能獲得安頓。

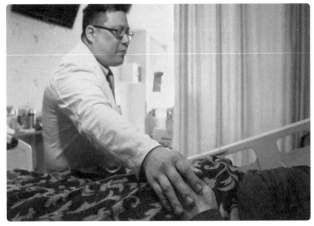

面對病患最後一段路，萬芳安寧病房主任張家崙不僅
要協助病患對抗腫瘤，也要讓病患舒服的走，有個圓
滿人生。（王英豪攝）

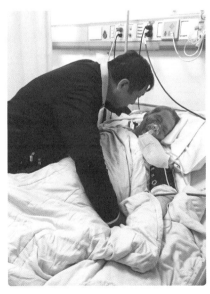

西安台商協會副會長何善溪
（左）為安寧療護盡一己心
力。（黃子明攝）

❤ 哪怕只有半天……病患叨念著想回家

「我想回家看看……」在萬芳醫院安寧病房擔任「阿長」多年的魯啟玉說，這句話一般人說來平淡無奇，但幾乎是每一位安寧病患最大的心願，畢竟「家」是每個人的避風港、也是歸宿。

在病患許可的狀況下，萬芳醫院安寧病房都會儘量安排病患回家，哪怕只有短短的半天。萬芳醫院安寧病房主任張家崙說，猶記得一位50多歲末期大腸癌的病患，由於不斷的反覆發燒及感染，一直無法出院回家，但病患的心願就是想回家看看，哪怕只看一眼。經與醫療小組討論後，帶足了藥品，一行人陪著這名病患回到桃園的家。

張家崙說，一進門便看到這名病患的收藏，有洋酒還有樂高，病患開心地開了一瓶酒，雖然只能看不能喝，輕輕地撫摸著樂高，眼神流露出的盡是滿足，家人在客廳裡與病患自然的聊著天，也互相道出內心深深的歉意與感謝。病患後來回到了醫院，二周後便離開人世，患者的太太特別前來跟醫院道謝說：「還好那天有回家，不僅讓病患有了人生歸宿，也讓這個家圓滿了。」

還有一位40多歲膽道癌末安寧病患，是外商的高階主管，這名病患躺在病床上跟醫護人員說：「好想回家看看。」但當時他吃什麼就吐，狀況不是很好，靠著嗎啡點滴止痛，為了照顧這名病患，家人的氣氛

有點僵，且最讓這位病患放不下的是年僅 4、5 歲的孩子。

　　張家崙說，安寧照護希望能做到「四道」，就是道歉、道謝、道愛及道別，但在醫院多半說不出來，不過回到了家，就能很自然的表達出來，照護團隊體認到這位高階主管需要與家人「和解」，於是做好了所有準備，幫助這名病患回到了家中。記得那天，病患的妹妹還特別帶了把吉他，彈給病患聽，病患也抱了抱孩子，讓孩子知道，爸爸永遠愛他。病患了卻心願後回到了醫院，二周後便辭世，後來在一次的機會中遇到了病患的太太，病患的太太說，很感謝那天在醫療團隊的協助下，讓先生回到了家，讓彼此有機會修補，也降低了對孩子的衝擊，對於先生的離世，她已經都能夠放下了。

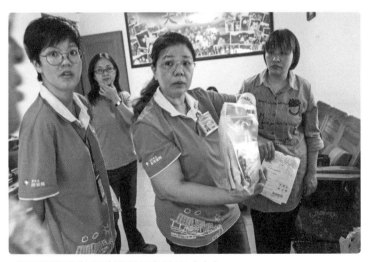

萬芳醫院安寧病房護理長魯啟玉（中）。

▼ 居家安寧不是放棄，
是給予病患與家屬更強而有力的信任

　　談起居家安寧，許多家屬心裡最常要面對「一道過不去的檻」，以為離開醫院回到家中，就是棄患者於不顧，是消極治療或是等死的地方，因此即使知道不會好轉，仍堅持留在醫院，盼再積極治療，而難以接受居家安寧的選項。

　　「讓家屬相信，我們一定會陪伴到最後一刻，只能不斷溝通再溝通。」北市聯醫家庭醫學科主任孫文榮表示，很多家屬都認為一有症狀只有醫院才有辦法處理，而不願接受居家安寧。

　　事實上居家安寧時，醫療團隊任何時刻都能夠前往病患家中，協助處理突發狀況，他坦言，讓家屬安心、放心不是一件容易的事，只能靠醫療團隊須經過長時間的溝通，並真正拿出行動，給予家屬與患者堅強的依靠，才能陪伴患者舒適地走到最後一段。

　　孫文榮說，一名家住在迪化街的高齡阿嬤，一開始因為胃出血急診住院，後來一度小中風，因為年紀大各方面器官都逐步退化，團隊認為因已不適合再積極治療，因此建議適合居家安寧。

　　原本阿嬤的家屬感到不諒解，但回家期間，阿嬤幾次帶狀皰疹（俗

稱皮蛇）、嚴重肺炎，甚至在家跌到導致臉部烏青，還有一次三更半夜翻身不慎割傷，導致手背皮膚整個翻起，醫療團隊接到通知，都不辭辛勞前往阿嬤家協助處理，幫忙換藥並指導家屬正確照顧方式。

　　孫文榮表示，許多末期患者往往被醫師宣判頂多再活半年，但國外有許多研究統計都發現，居家安寧患者因為心情安定，存活時間往往都比在醫院照護還要久。例如上述住在迪化街的阿嬤，居家安寧 3 年來都不曾回到醫院，如今已高齡 102 歲，還是維持良好的生活品質。以北市聯醫來說，還曾經有病患原被宣判只剩半年可活，但回到家中照護，多延長了 4 年的壽命。

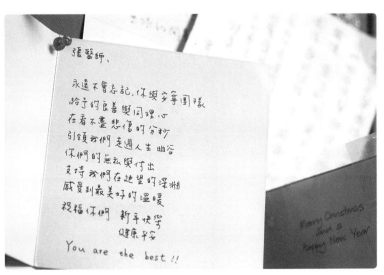

家屬感謝醫療團隊的關心與陪伴到最後一刻。

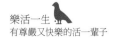
❥ 原本半年生命光景，居家安寧 5 年多了

　　而這樣的例子，在罹患末期肺癌的盧張雪子身上也看得到，原本醫師認為她只剩下半年的壽命，選擇居家安寧後，又多活了好多年。

◎帶來藥物、訪視病況，心理師也同行

　　盧張雪子 5 年前罹患末期肺癌，由於當時已高齡 78 歲，家人不忍她再接受手術、化療之苦，決定居家安寧。萬芳安寧醫療團隊開了一個多小時的車，來到盧張雪子位於新北市雙溪山上的家，女兒跟醫療團隊說，媽媽最近體力狀況衰退得快，由於肌肉力量不夠，頭總是低低的抬不起來，有時會伴隨妄想，不過，看到醫療團隊到訪，盧張雪子顯得有些開心，雖然有些喘，但很努力的告訴醫師自己哪裡痛，精神一下子好了起來。

◎決定不化療，家人怕被罵不孝

　　盧張雪子的女兒盧淑敏說，父親是礦工，母親平時也跟著去工作，就在父親因肺癌過世沒多久，母親因為一直咳不停就醫，檢查發現在肺部有一顆 10 圓大硬幣的腫瘤，且已經出現轉移。由於父親在北市萬

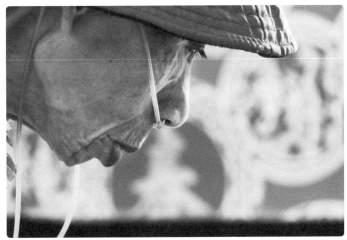

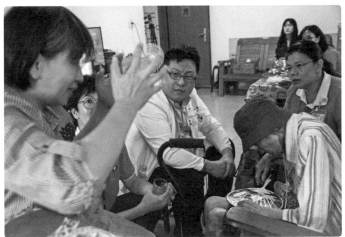

新北市雙溪肺癌患者盧張雪子選擇居家安寧照護，因為食慾不振加上病情嚴重影響，身體骨瘦如柴，顯得相當虛弱，萬芳醫院安寧病房主任張家崙與團隊經常訪視。（黃子明攝）

芳醫院治療，所以母親也跟著到萬芳醫院。盧淑敏說，家人決定不做
手術、不做化療，一開始有些害怕被醫師罵不孝，沒想到安寧病房主
任張家崙醫師很支持。

其實對癌末病患來說，家還是最想待的地方。盧淑敏說，兄弟姊
妹也曾把母親接到台北家中住，但母親就是不習慣，最後仍回到雙溪
的老家，而她就辭了工作專門照顧母親。母親狀況好時，可以在家揀
揀菜，還可以到家外邊走走、透透氣，每周家人也都會回來看她，尤
其醫療團隊不定時會到家中訪視，不僅帶來藥物，也帶來關心，讓病
患及家屬都可以很安心。

◎醫療團視病程，提供照護建議

為了安寧居家訪視，張家崙醫師與護理長及心理師一行人一早便
在醫院準備好，驅車沿著山路來到盧張雪子的家。張家崙說，除了幫
患者送止痛的嗎啡之外，也來看看患者的起居及體力狀況，隨著病程
的進展，癌末病患的體力會越來越差，盧張雪子現在的吞嚥有些困難，
喝水怕會嗆到，醫療團隊建議可以把牛奶冰凍起來，再削一小片，放
到患者口中，慢慢融化，補充水分的同時，也可以吸收到營養。

癌末病患在情緒上難免起伏，心理師林冠伶說，現在只要病患的
女兒一離開視線，她的情緒就會開始焦慮，且出現對事情錯誤的解讀
及連結的妄想，心理師便可以提供協助；且不僅是患者，照顧者的壓
力也很大，也很需要心理諮詢與支持。

　　盧淑敏坦言，當初醫生評估母親僅剩半年生命，經醫療團隊照護，已延命 5 年多。一開始她還可以笑笑地跟母親道早安，現在則是笑不出來了，尤其每天晚上都要起來照顧母親，睡也睡不好，身體也漸漸出現狀況。為了不讓母親看見她的不開心，有時候她乾脆戴起口罩，期間母親亦多次進出醫院安寧病房，身心俱疲，還好、也很感謝有醫療團隊的陪伴與支持，讓她在陪母親的抗癌路上並不孤單。

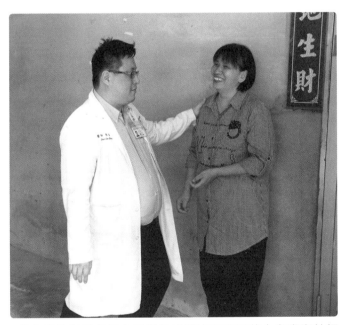

萬芳醫院安寧病房主任張家崙幫盧張雪子的女兒盧淑敏打氣。（黃子明攝）

▼ 偏鄉資源不足，家屬疲憊無助

癌末病患盧張雪子居家地處偏鄉，往返醫院車程就要兩個多小時，女兒盧淑敏說，由於救護車不跨區，每每母親病痛發作，只能坐計程車或是自己開車，但車上並無氧氣等救急設備，今年過年時，母親在車上差點就無法撐到醫院，政府好意提供長照協助，但叫車需事先預約，申請氧氣機則要身障手冊，癌症不符資格，這些協助對她來說，看得到、用不到。

盧淑敏說，居家一路照顧下來，已經是第 5 年了，由於嗎啡是管制藥品，無法在較鄰近的藥局領，只能長途往返醫院領取，期間母親多次緊急進出醫院，也無法乘救護車，一路上家屬的心情既焦急又無奈。

照顧母親 5 年下來，盧淑敏說，生病的老人家，到後來很像小孩子，只要一沒看見她，就開始很焦慮，嚴重時還揚言要自殺，讓她感到壓力很大，政府提供一年 15 天、一天 6 小時的長照喘息及到府洗澡服務，由於母親對她的過度依賴，她根本用不到。而輔具的補助申請，像是拐杖、氣墊床及氧氣機等，需要身障手冊才能請領，但母親是癌症，非身障，根本不符合資格，所以她還是得自己每個月花錢租氧氣機。

　　萬芳醫院安寧病房護理長魯啟玉表示，推動偏鄉居家安寧，人力是一大問題，因為地處偏遠，照護人員一趟路迢遙，一天下來能跑的地方也有限，需要較多人力的投入。而到盧張雪子家中訪視的路上，她特別觀察，周遭沒有一家診所及藥局，家屬在照護上會面臨較大的壓力，結合在地資源，給予病患及時的協助，是比較實在的做法。

　　萬芳醫院安寧病房主任張家崙表示，偏鄉居家安寧最大的問題在往返交通，尤其嗎啡是管制藥品，無法放在鄰近衛生所，病患及家屬常需要回診拿藥，十分不便。

　　偏鄉居家安寧最好的方法，還是要結合社區的力量在地化，並定期巡迴對病患進行訪視，醫師亦可以利用視訊的方式與病患進行問診，這些都需要相關單位的協助建置，才能讓偏鄉病患安心居家安寧。

♥ 謝過母恩，平靜嚥下最後一口氣

　　罹患乳癌的阿芳（化名）選擇居家安寧，在母親節前一天過世，臨走之前，躁動不安，所幸家人在安寧團隊的指引及協助之外，讓阿芳圓了謝母恩的心願，沒有遺憾的走了。

◎癌末姊無法言語，妹代她說出口

　　48 歲罹患乳癌多年的阿芳，離世前正逢母親節前一天，她開始躁動不安，妹妹阿楣偕母親探視，她同時牽起姊姊與媽媽的手，代姊姊向媽媽說完最後一句話：「母親節快樂，謝謝妳照顧我。」話才說完，阿芳不再躁動，了卻心願的她，安然離世。

◎居家安寧──恆基提供醫療協助

　　阿芳外型亮麗，是大家眼中的漂亮女生，不幸在 10 年前發現乳房變硬，進而確診罹患乳癌。為了不讓家人有負擔，她未雨綢繆，將保險一一備好。今年過年前，她的癌症已轉移到腹部，又接續罹患帶狀皰疹，吃不下也睡不著，體重只剩 30 幾公斤，由於病情已無法再有起色，家屬為她安排居家安寧，由恆春基督教醫院協助她好好走完人生最後旅程。

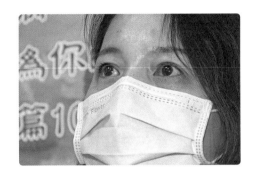

曾在恆春基督教醫院工作的黃嘉栯談到因乳癌病逝的姊姊，不禁淚流滿面。（杜宜諳攝）

　　未婚的阿芳，癌末時都由母親、兄弟姊妹輪流陪伴，當時她已鮮少進食，家人準備的亞培安素，一罐也吃不完，癌症的疼痛令她日夜混亂，睡眠品質相當差，醫護人員為她貼上疼痛貼片，並協助她補充營養，離世前的最後幾天，她開始呼吸困難，並依靠氧氣製造機度日。

◎痛失親人，所幸善終稍獲慰藉

　　就在母親節前一天的半夜 11 點多，恆春基督教醫院居家護理所所長高美鑾的手機響起，話筒另一邊傳來阿芳妹妹阿栯慌張的聲音說，姊姊突然變喘、變熱，好像想說什麼話，一直吃力地揮手。

　　高美鑾突然想起再過幾個小時、隔天就是母親節，也許阿芳想和媽媽說話，便請阿栯握著姊姊的手，放在媽媽的手上，代替她向媽媽

道謝。阿梱照著做，並說出「母親節快樂，謝謝妳照顧我」，這一句話圓了阿芳最後的心願，話才說完，阿芳的躁動便慢慢緩解，過了 12 點便安然離世。

至今，阿芳的母親迄今仍未走出喪女之痛，總是心疼女兒沒有結過婚、生過子。阿梱坦言，面對親人在自己身邊離世，當下相當害怕，不知可以做什麼，所幸有居家安寧團隊的幫助，讓姊姊能夠善終。未來她也會簽署放棄急救，一切後事從簡，把骨灰撒在土裡，不增加下一代的負擔。

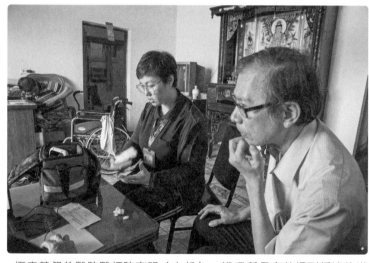

恆春基督教醫院醫師陳育明（右起）、護理所長高美鐶到偏遠的洪姓病患家裡執行居家照護，離開前討論病患用藥問題。

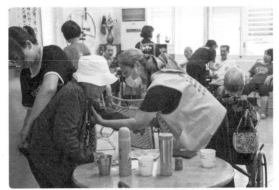

台灣最南端的恆春地區醫療資源匱乏，恆基以「照顧台灣尾」為宗旨，提供當地的民眾包括到院醫療、日照中心、居家照護、送餐，甚至學童課輔等服務，建立起緊密又獨特的醫病關係。（黃子明攝）

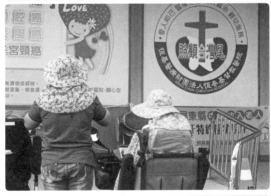

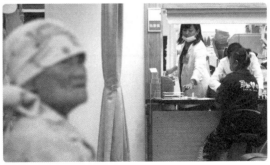

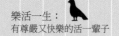
充 電 站

Q 何時該考慮安寧緩和醫療照顧，哪些人適合居家安寧？居家安寧的優點？

到底該繼續拚，救到底？還是應該放手讓他好好走？病情究竟惡化到什麼地步，可以開始選擇安寧緩和醫療照顧，是許多家屬共同的問題。醫師建議，若患者同時罹患多種疾病時，例如同時有心臟病、慢性阻塞性肺病還需洗腎，或是加上失智症、癌症等共病，這些疾病治療起來效果並不理想，且預期壽命有限，此時就可以考慮減少侵入性治療，選擇安寧緩和醫療照顧。

而選擇居家安寧，最重要的是病人的意願，因與在醫院安寧病房相比，回家的醫療設備不若醫院，因此首先要尊重患者意願，只要病人想回家，且病況較為穩定，基本上都可以。但如果還想要「積極」治療者就不適合，例如因糖尿病，或是藥物造成

的腎臟損傷等，因還需要洗腎就不適合居家安寧。

　　國外有許多研究統計發現，「家」能夠提供患者較為放鬆與安心的環境，因此存活時間往往都比在待在醫院照護還要久，且對於照顧者來說，也不必在家中與醫院兩邊疲於奔命。以台北市聯合醫院統計，曾有病患原被宣判只剩半年可活，但回到家中居家安寧，延長了 4 年的壽命。

　　當然居家安寧最重要的是有「照顧人力」，能協助病患翻身、上下床，以及餵藥、餵食等照護工作，除非有請本、外籍看護，若沒有，親屬中若擔任照顧者需要上班，因負擔不小，恐怕不適合。另外，若是「老老照顧」同樣也不適合，因照顧患者往往需要極大的體力，在沒有看護的協助下，獨自擔任照護者，常常也容易導致意外發生，同樣不建議。

　　　　　（諮詢對象／台北市立聯合醫院家庭醫學科主任孫文榮、

　　　　　　　　　　　　　　　　　　　　　鄭郁蓁整理）

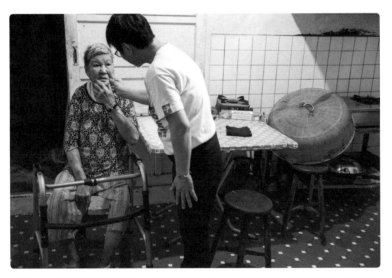

恆春基督教醫院社服部主任廖玉貴（右）及送餐志工到府為偏遠地
區長者分送午餐；台灣最南端的恆春地區醫療資源匱乏，恆春基督
教醫院以「照顧台灣尾」為宗旨，提供當地的民眾包括到院醫療、
日照中心、居家照護、送餐，甚至學童課輔等服務，建立起緊密又
獨特的醫病關係。（黃子明攝）

Q 安寧病房、安寧共照、居家安寧有什麼不同？

　　安寧緩和醫療照顧也是治療的一種，只是目標不同，不再以「治癒」（cure）為目的，而是以提升病人的生活品質（care）為目的。

　　安寧病房場所為醫院，和一般病房的差異為提供全人、全家、全程照顧，以症狀控制為主，護理人力較多。為了控制症狀，可以給予低劑量放射治療、輸血、點滴、各式檢查和藥物，並保有基礎的維生設備，例如尿管、鼻胃管等，但若會拖延瀕死期的如洗腎、化療就不再施作。

　　安寧共照場所也是醫院，但是在一般病房內，不改變原本治療，並加入安寧醫療團隊共同照顧，以減低病人不舒適，提升生活品質，同時可讓共照護理師和病人以及家屬討論 DNR（不施行心肺復甦術）。

　　居家安寧場所則在家中，由居家醫療團隊到家中協助施行安

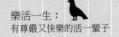

寧緩和醫療照顧，醫療團隊定期到家中訪查，現在有些居家護理所、診所也都有提供居家安寧的照顧。不過，基本上會儘量撤除所有維生的設備，包含鼻胃管、尿管、氣管等，有別於在醫院都還插著管子，希望病患彷彿「就像在睡夢中離開」。

（諮詢對象／台北市立聯合醫院家庭醫學科主任孫文榮、鄭郁蓁整理）

Q 如何評估是否一定要裝設鼻胃管？

居家安寧最常見的醫療設備就是鼻胃管，提供無法由口進食、吞嚥功能異常及特定腸胃道疾病病人，適當的營養及藥物治療。雖然胃造廔管照顧較簡單，不過亞洲風俗一向不喜身體不完整，因此較少見。裝設鼻胃管和手工餵食相比，可以減少餵食時間，照護上較為方便。

不過對許多患者來說，臨終前最大的快樂，往往只剩下「吃」的喜悅，為了協助患者能以口就食，享受食物的美味，包含台大、

台北市聯合醫院、奇美醫院等不少醫院都有組成「吞嚥小組」，由牙科、復健科、耳鼻喉科、營養科等醫師共同評估，協助患者移除鼻胃管，訓練患者慢慢由口進食，同時指導家屬如何調配適合的食物以及餵食技巧，也有許多市售的黏稠食品可選擇。

雖然改由手工餵食平均需要一個小時以上，但可藉此促進與親人的情感，更重要的是，患者不必忍受裝設鼻胃管的不適感，能找回生的喜悅。

不過，是否裝設或是移除鼻胃管，仍有待家屬和醫療團隊溝通，如何在病人意識清楚下尊重病人意見想法、照顧者能不能勝任餵食工作，以及患者本身的意願都是醫療團隊評估重點，應盡量取得共識。

要強調的是，不裝鼻胃管絕對不代表「要讓病人餓死」，事實上家屬應了解，最後階段往往不需要那麼多營養。

（諮詢對象／台北市立聯合醫院家庭醫學科主任孫文榮、鄭郁蓁整理）

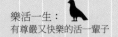

Q 居家安寧能得到哪些醫療服務？

符合《安寧緩和醫療條例》的對象，都可以接受安寧緩和醫療照護，目前包含癌症、漸凍人及 8 類非癌症末期重症病患，分別是「老年期及初老期器官質性精神病態」、「其他大腦變質」、「心臟衰竭」、「慢性氣道阻塞、他處未歸類者」、「肺部其他疾病」、「慢性肝病及肝硬化」、「急性腎衰竭、未明示者」，以及「慢性腎衰竭，及腎衰竭未明示者」。

居家安寧療護服務內容，是由西醫師定期到患者家中訪視，評估患者需求開立醫療照護醫囑。特別的是，2019 年起，居家醫療擴大服務內容，若患者有牙科醫師、中醫師以及特殊用藥需求，就能經由居家主治醫師先整體評估後，連結中醫、牙醫以及藥師等治療服務，此外醫療團隊還包含護理師、呼吸治療人員其他醫事人員等。

基於安全考量，牙醫師可以提供牙周病緊急處理、簡單拔牙、蛀牙填補以及牙結石清除等。而中醫師則能提供患者針灸、

中藥和指導家屬傷科照料方法，讓患者在西醫之外，也能有其他選擇。

　　至於看診內容，經由主治醫師評估後，可提供給藥、換藥、拆線、靜脈注射，以及氣切管、導尿管、鼻胃管等三管護理及更換等，此外還包括病患自控式止痛幫浦以及呼吸器使用等，各照護內容都能根據病人病情實際需求提供。

　　除了醫師能定期到宅訪視外，一旦患者有緊急需求或是夜間、假日需要醫療服務，家屬同樣能和醫療團隊聯繫，約定時間到宅提供醫療服務，讓患者和家屬即使在家，也不必擔心醫療到不了成為醫療孤兒。

（諮詢對象／健保署醫務管理組、鄭郁蓁整理）

Q 若患者已經走到了最後一步，該怎麼辦？

居家醫療，最終不免要迎來最後一個階段，家屬同樣不必憂

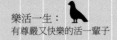

心，居家醫療有提供病患臨終時訪視服務，當家屬察覺，患者時間所剩無幾時，可以聯絡主治醫師，由居家療護小組再次前往確認，給予家屬哀傷輔導，並協助病患家人能團聚在一起，瞭解病程發展，為善終做準備。

此外，患者若在家中死亡，居家醫療小組可開立死亡診斷書，不必再回到醫院。而藉由醫療小組訪視，一方面給予家屬心理準備及情感上的支持，另一方面也能了解病人心願，在最後階段協助完成家屬和患者最後的囑託與心願，得以圓滿。

（諮詢對象／健保署醫務管理組、鄭郁蓁整理）

Q 居家安寧還能使用長照 2.0 的資源嗎？

可以。家是最好的病房，然而單單把醫療送到家中，仍無法把病患留在社區生活，還需要長期照顧的服務，過去醫護人員發現病患一旦有長期照顧需求，或是長期照顧居家服務人員發現個案有醫療需求，僅能透過電話或是傳真方式轉介個案，為了方便

長期照護管理中心及
健保特約醫事服務機
構能雙向轉介，減少
重複評估個案時間，
健保署 2017 年 10 月開
始建置電子轉介平
台，都能提供雙向服
務。

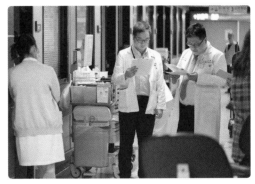

居家醫療除醫師能定期到宅訪視外，患者若
有緊急需求，家屬同樣能和醫療團隊聯繫，
到宅提供醫療服務。

　　也就是說，長期
照護需求的患者若需
要居家醫療服務，或是原本僅是居家安寧的患者需要長照 2.0 的
相關需求，居家醫療和照管中心都能互相連結，例如發現個案不
能出門就醫，就可以轉給居家醫師。居家醫師若評估患者需要照
管專員、居服員或是輔具需求，也能轉給照管專員，讓醫療和生
活照護無縫接軌。

（諮詢對象／健保署醫務管理組、鄭郁蓁整理）

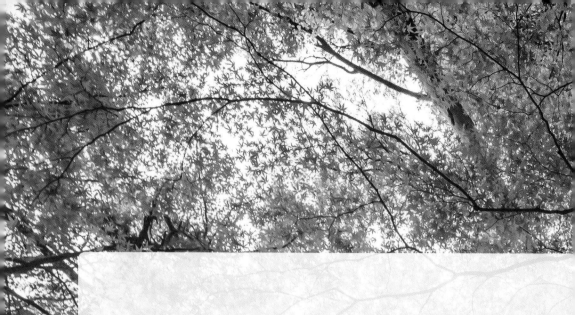

Part 5

無憾離世

文字：陳志祥、魏怡嘉
攝影：黃子明、王英豪、杜宜諳

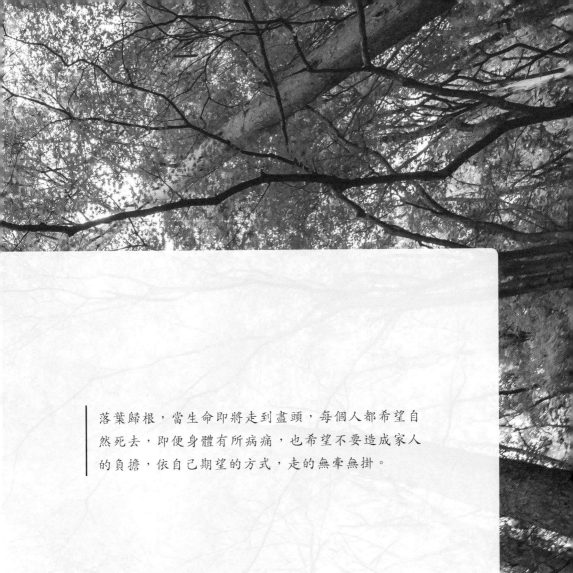

落葉歸根，當生命即將走到盡頭，每個人都希望自
然死去，即便身體有所病痛，也希望不要造成家人
的負擔，依自己期望的方式，走的無牽無掛。

❥ 族人圍繞，頭目闔眼返「天家」，
拒絕留院救治，堅持落葉歸根

　　部落族人唱著意境傳神的聖歌，表達回到天家與天父身邊的
預告：「我要回來了！」求神光照在身上給予祝福，這路不會太遠，
但是沒有神的引領很難到達，求神的靈澆灌，「讓我回去」！

◎看淡生死，欣然接受神的安排

　　2012 年泰雅族比亞外部落史上唯一的女頭目吉瓦思在族人圍繞唱
和聖歌、尤其在她的曾孫女嘹亮嗓音中，安詳離世。落葉歸根是比亞
外部落長者的願望，生死有命，長者認為，上帝讓他們生在部落、死
的那天是上帝最好的安排。

　　現任比亞外部落頭目猶浩表示，生與死回歸土地，部落老人家常
拿彩虹橋為比喻，人出生第 1 天直到離開人世，如果可以得到族人認
同，何嘗不是得到神的認同，走過彩虹橋一定能走到圓滿的盡頭。

　　吉瓦思生前常對長老表示，她的身體如有變化，不要把她放在醫
院，去醫院看病的當天也要帶回來。就在她突然腦中風，也堅持不要
下山就醫，族人七哄八騙準備抬進車子，她竟然抵住車門喊著：「不
要帶我下山」。

　　最後以部落長者的話說服她說，生命終點不是人可以操縱，冥冥之中有神在天上決定，族人只是帶她到山下檢查而已，她才心軟進車，可是一路上不停叮嚀不要把她放在醫院。

　　「如果上帝憐憫我，不要因為我要離開而造成醫師或兒女的負擔。」是吉瓦思生前最常掛嘴邊的話。猶幹說，部落老人家對於死亡從不忌諱講出來，還可以將他走過的一生交代給後代。

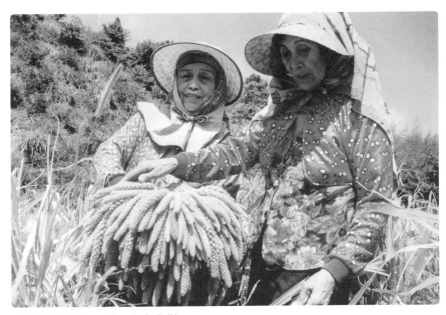

聖歌送別安詳靜謐，女兒欣慰。

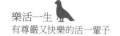
◎聖歌送別安詳靜謐，女兒欣慰

因忙於果園而不太吃東西，2001年吉瓦思因而罹患胃癌，胃部切除三分之二，但是她一樣唱歌跳舞。這次腦幹出血不一樣了，家屬遵循她的心願，決定不接受治療，帶回山上，由族人輪流陪伴，她並不孤單。

在陪伴中，現為振興醫院安寧病房護理長的女兒吉娜・吉瓦思表示：「媽媽不想在醫院救治，因為看過很多族人在治療時，臉露痛苦，讓媽媽看淡生命，媽媽常說聖經認為上帝給60歲很夠了，何況我已70多歲。」

不過，親情與醫療專業仍會造成內心糾結！在陪伴媽媽時，吉娜一度懷疑自己的專業判斷是錯的，媽媽睡得好好的，是不是開刀就會好起來？她的角色變成醫院裡家屬，專業不見了。

吉瓦思回到山上第3天，牧師與族人聚在一起唱起女頭目最愛聽的聖歌，尤其女頭目曾孫女唱得最大聲，自此女頭目長睡不醒，遺留很多不捨與眼淚。吉娜說，整個場景是美的，安詳的氣氛在現代社會中相當罕見！

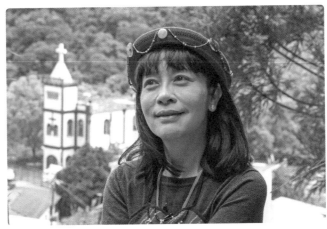

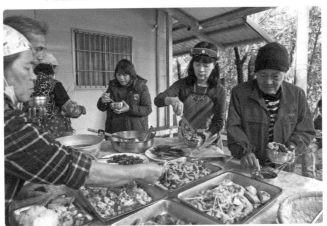

振興醫院安寧照護科護理長吉娜‧吉瓦思（右二）母親出身復興鄉比亞外部落，她小時與父母曾在部落生活，如今協助經營比亞外文化健康站回饋家鄉，仍會經常回到部落與族人共食互動。（黃子明攝）

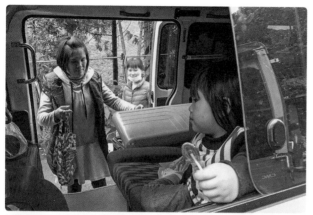

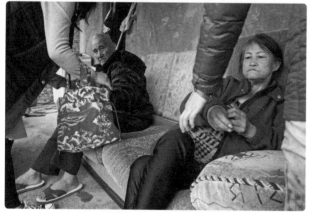

▲ 桃園市復興區比亞外部落位處北橫深山中,雖然醫療與社福資源不足,比亞外教會文化健康站人力不多,護理人員為部落獨居老人送餐,都還要帶著孩子同行。(黃子明攝)

▼ 桃園市復興區比亞外部落位處北橫深山中,醫療與社福資源不足,比亞外教會文化健康站負責為比亞外、榮華、高義及蘇樂等部落獨居老人供送餐,也派護理人員隨行幫忙量血壓以及訪視,曾獲原民會評鑑北區第一名。(黃子明攝)

傅達仁安樂離世，沒有遺憾的選擇；
看著父親受苦，家人決定放手

> 資深媒體人傅達仁遠赴瑞士，同樣選擇自己要的方式，在家人的支持下結束生命，得到了他所要的安樂善終。

2018 年 6 月 7 日資深媒體人傅達仁遠赴瑞士，以安樂方式為自己的生命畫下尊嚴的句點。

傅達仁的遺孀鄭貽說，一年後，她與兒子傅俊豪都夢到了傅達仁，夢中的傅達仁看來大約 40、50 歲，身上都是肌肉，神采奕奕，與臨走前的骨瘦如柴判若兩人。經過一年的沉澱，對於傅達仁選擇安樂善終，她與兒子都沒有遺憾，更堅定當時做了對的選擇。

◎對嗎啡過敏，受盡折磨

鄭貽說，傅達仁一開始是膽管阻塞，之後又在大腸發現瘜肉，半年後再追蹤，竟發現罹患了胰臟癌，醫師說，如果開刀做化療，有 50％的機會活兩年，若都不做，生命只剩下 3 ～ 6 個月，傅達仁覺得自己活到 84 歲，已經很夠了，決定放棄治療，選擇安寧緩和醫療照顧。

傅俊豪說，爸爸原以為選擇安寧，就可以不痛，至少每天可以正常吃飯，但事與願違，每天仍受到病痛的折磨，爸爸覺得這樣下去是浪費國家醫療資源，家人也跟著受拖累，於是在 2017 年 11 月決定到瑞士去成為陪伴自殺組織「尊嚴」（Dignitas）的會員，並通過第一次面談，獲得能夠執行的「通關綠燈」。

鄭貽說，那次去瑞士，是全家人被傅達仁押著去的，於是一邊哄著傅達仁「不是要出書嗎？」希望傅達仁打消念頭回台灣，但傅達仁卻說，怕真病重時就到不了瑞士，「要回去你們回去，我一個留在這裡」。這時候家人才感覺到，傅達仁的念頭是這麼地堅定。但人算不如天算，傅俊豪生病了，愛子心切的傅達仁被迫回到台灣。

回到台灣後，家人以為這件事可以暫時不用再提了，傅俊豪說，為了止痛，爸爸貼上了嗎啡貼片，沒想到爸爸對嗎啡貼片過敏，貼上去沒多久，就上吐下瀉、翻白眼，跟著像做仰臥起坐一般地坐立不安一整夜；經過這樣的折騰，爸爸的狀況更差了，他一直都記得，那是在 2016 年的 12 月，由於嗎啡不能用，醫師決定只用點滴，能不能拉得回來，就看爸爸自己了。

◎不想再自私，陪父解脫

傅俊豪說，其實當時心理也有些準備，但他仍不死心想激起父親求生意志，於是在爸爸耳邊說「我們去瑞士吧」！爸爸竟然點了頭，後來乾脆說他要結婚，爸爸竟然從嘴裡蹦出一句「真的」！但一直到隔天早上，爸爸的狀況仍沒有起色，家人甚至已準備連絡葬儀社，萬

萬沒想到，接下來，爸爸竟奇蹟似地慢慢好了起來。

經過這次瀕死的經驗，傅俊豪說，他問了爸爸這是什麼樣的感受？爸爸告訴他，他可以聽得到聲音、知道誰來了，但就是無法說話，像是想活活不了、想死也死不了。他突然覺得自己好自私，為了讓爸爸多陪他，卻忽略了爸爸所承受的痛苦。之後全家便支持爸爸赴瑞士完成安樂善終的心願。

2018 年的 6 月傅達仁全家再次到了瑞士執行安樂善終。

傅俊豪說，在「尊嚴屋」內，爸爸的心情看來很好，不時地開玩笑說，等一下喝下去後，可以開個 Party。由於喝下第一杯止吐藥後，要等 25 分鐘後才能喝第二杯，在這 25 分鐘裡，爸爸甚至轉播了一場籃球，「騎馬射箭、中華隊贏了！」時間一到，喝下了第二杯，之後便平靜地睡著，當時我覺得爸爸只是睡著了，直到第二天到了殯儀館看到遺體，才驚覺爸爸真的離開了，但看到爸爸無憾的走，內心縱使不捨，也有著些許的安慰。

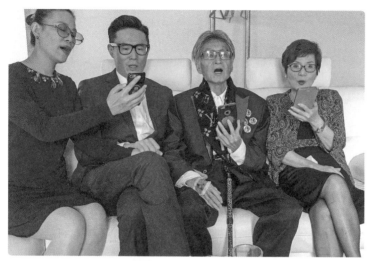

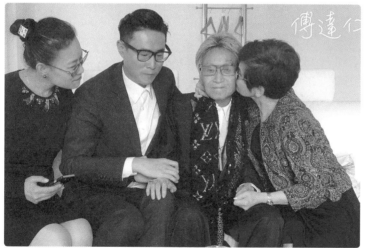

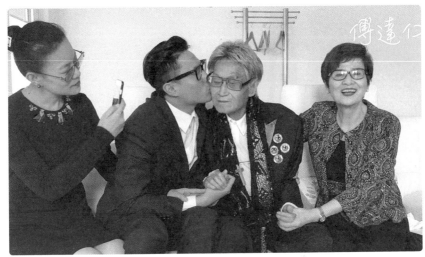

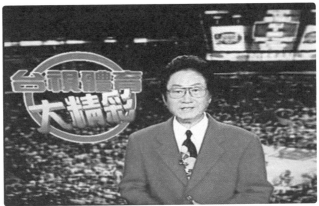

前體育主播傅達仁 2018 年 6 月 7 日在瑞士「尊嚴（DIGNITAS）」機構執行「輔助自殺」，當他在家人陪同下，準備喝下「尊嚴」給他的麻醉劑「硫噴妥鈉」前，與家人共同吟唱「奇異恩典」歌頌主耶穌。（黃子明攝）

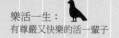
充電站

Ｑ 什麼是「安樂死」？

事實上，「安樂死」不是一個好的字眼，因為不精準，也帶來了一些麻煩。「臨終的抉擇」是比較理想的用字。但這裡為了便於溝通，先暫時用安樂死這樣字眼。臨終抉擇的方式約有為5種。

第1種由醫師執行，協助病人結束生命。以荷蘭安樂死為例，在病患無法忍受痛苦的請求下，醫師判斷病患沒有治癒的希望、且有受到妥當的照顧，且生命只剩6個月，經徵詢2個醫師同意，可以在病患家中或其他地方，由醫師給予藥物，協助結束生命，這也是一種未來可以在台灣推動安樂死的方式。

第2種為由醫師開處方，吃不吃由病患自己決定，即病患自

己服藥結束自己的生命。

　　第 3 種為病患在醫院裡，視病患的臨床狀況，病人在疾病末期無法清楚表達自己的意願，且病人的病況仍救不起來，醫師會判斷，以病患的最佳利益，除去病人的維生系統或藥物，使其自然死亡。

　　第 4 種為臨終病人十分痛苦、不由自主的躁動不安，醫師會給予嗎啡止痛或鎮靜劑，解除病患痛苦的同時，也可能抑制呼吸，促成死亡。

　　第 5 種是病患本來在治療中，身上有氣切或插管及鼻胃管，經病人的預令醫囑，或法律代理人同意下，移除管子，不給水和食物，放棄延命治療。

　　安樂死是重病者的死亡權利，是人權的高度象徵。有些醫生認為有了安寧緩和醫療，何需再有安樂死？那是不了解人權和醫療自主權的意義！這一點借用去瑞士尋死的傅達仁先生說的一句

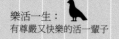

話，「有快車，為什麼要坐慢車呢？」

　　不是所有死亡都要經過安寧緩和醫療，社會的醫療資源有限，台灣很常見的無效醫療其實是剝奪其他人的醫療需求。安樂死的宗旨是以愛與同情，台灣一年約有 17 萬人死亡，其中僅有 2,000 ～ 4,000 人會用到安樂死。

（諮詢／推動 2018 安樂死公投，婦產科醫師江盛、魏怡嘉整理）

Q 安樂死議題首次在國內進行公投及立法狀況？

　　安樂死曾在台灣做過民意調查，有 7 ～ 9 成的民眾表示支持，在國內沒有幾項議題可以有這麼高的支持度。早年北一女學生王曉民被車撞成了植物人，在病床上一躺 47 年，但植物人並非安樂死要討論的範圍，因為安樂死要當事人及病人在事先都清楚的狀態。

　　推安樂死公投基於一個使命感，每當看到有人久病跳樓或是

推輪椅投水而死，且不斷上演，人應有選擇死亡的權利。因緣際會成為安樂死公投的提案人，公投主文中提及，「罹患嚴重傷病、無治癒可能且痛苦無法解除之成年病人，在本人意識清楚下提出請求，經醫療諮商團隊評估認可後，得由醫療人員進行協助死亡措施」。

原本預期 2019 年 2 月達標 28 萬人連署，僅憑街頭連署，加上還要填身分證資料及簽名等，安樂死公投連署進行的相當緩慢，截至 2018 年 11 月底，估計僅獲得 2 萬份連署書，距離達標還很遙遠。原本期待 2019 年下半年再啟動，鎖定 2020 年達成 28 萬份連署書的門檻，與總統大選合併公投。但安樂死應是法律的創制，而非公投，未來應改弦易轍，也為安樂死公投案畫下句點。

目前安樂死許毓仁立委有提出尊嚴善終草案，已在立院通過一讀，草案的重點內容包括：病人申請須符合 3 個臨床條件：即無法治癒的疾病、無法忍受的痛苦、醫師與病人皆認為無其他合理替代方案；草案中的擬訂病人需提出 3 次申請及最終審查確認；

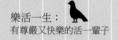
病人情況應經過專業醫療團隊評估；設立尊嚴善終審查委員會，進行事前審查及事後調查，醫師得拒絕參與尊嚴善終等。但距離三讀通過完成立法，尚有一段路要走。

（諮詢／推動安樂死公投婦產科醫師江盛、魏怡嘉整理）

Ｑ　安樂死為何在台灣尚無法通過？

　　亞洲第一部《病人自主權利法》」2019 年在台灣上路，國內對於安寧善終又往前跨了一大步，關於安樂死，對社會、文化及宗教的衝擊甚鉅，目前國內尚缺乏共識，且又涉及刑法的問題，尚需各界謹慎討論。

　　近日社會對安樂死的討論談的都是「尊嚴善終」，現行的《安寧緩和醫療條例》就足以處理，尚不需要去觸及安樂死合法化的問題。《安寧緩和醫療條例》簡單的講就是「自然死法案」（Natural Death Act），精神就是讓末期病人不以人工加工方式刻意延長生命，不僅是不急救，還有不接受維生設備及相關治

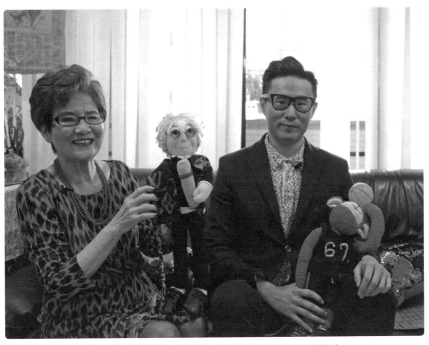

安樂善終促進會理事長傅俊豪（右），推動安樂善終不遺餘力。

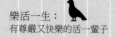
療的選擇。

《安寧緩和醫療條例》在 2000 年公告施行，賦予末期病人立意願書選擇安寧緩和醫療或接受維生醫療抉擇的權利，並予以緩解性、支持性的醫療照護，進而減輕或免除末期病人的生理、心理及靈性痛苦，增進生活品質。可能是政府的宣導不夠，民眾不是很了解安寧緩和醫療的意義和做法，才會誤認還需要再立安樂死法。

近來外界提到器官捐贈默許制，在國內引發很大的討論，外界對於死亡者的器官摘取大多期期以為不可，更何況是加工輔助結束生命，相較於安寧善終，目前國內民眾對於病主法的接受度比較高，而無論是病主法還是安樂死，都是要面對死亡，而不是逃避死亡；回顧安寧自觀念的提倡到立法，中間走了 30 年，安樂死試圖在台灣要合法化，恐還有一段路要走。

（諮詢／衛福部醫事司司長石崇良、魏怡嘉整理）

Ｑ 安樂死與《病主法》有何不同？

　　現在雖然有了《病人自主權利法》，不僅是末期病人，包含不可逆轉之昏迷、永久植物人、極重度失智等病患，可以選擇接受、拒絕或撤除維持生命治療、人工營養及流體餵養的醫療照護選項，雖然離安樂善終已經更近一步，但病人仍然活著，且不知道要痛苦地活多久，病主法雖然強調自主選擇，但相較之下，反而較為被動的，安樂善終則是採取主動結束生命。

　　安樂善終的執行方式由他人加工為病患施以足夠致命的藥劑，另一種則是由醫師開立處方，由病人自己服用，3分鐘內睡著並停止呼吸，對病人來說，能夠尊嚴的選擇決定結束自己的痛苦。在目前台灣的氛圍下，要通過安樂死的難度相當的高，但以《病主法》做為主體再做增修是較可行的方式，建議可以在《病主法》第 14 條再做增修，有條件開放安樂善終，且需符合四個條件：一、必須是二個以上的醫師評定。二、病患只剩下 3 ～ 6 個月生命。三、年齡在 80 歲以上。四、沒有欠稅。

　　　　　　（諮詢／安樂善終促進會理事長傅俊豪、魏怡嘉整理）

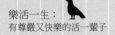

Q 安樂死在國外的情形？

目前通過安樂善終的國家，分別為荷蘭、比利時、盧森堡、瑞士、加拿大以及美國六個州，包括加州、科羅拉多州、俄勒岡州、華盛頓州、蒙坦那州及佛蒙特州等。其中荷蘭為第一個通過合法安樂善終，並於 2002 年 4 月 1 日起正式生效的國家。

瑞士是唯一開放外國人前往完成安樂善終的國家。而安寧善終在各國的做法及條件均不相同，包括荷蘭、比利時、盧森堡為被動注射安樂死亡，其餘國家大多由病患自己使用藥劑，讓病患在終結自己生命時，採取主動的角色。

目前通過合法安樂善終的國家條件各有不同，例如在荷蘭，必須是痛苦難以承受，而且沒有改善希望的病人，而痛苦不一定要源自癌症，也不限於身體的痛楚，包括失去尊嚴、個人心智持續退化等，也都符合條件。

比利時的法律與荷蘭相似，申請者的痛苦必須因無法治癒的

疾病及無法承受，但不必然是致命的癌症，非癌症者須經額外審
查。在加拿大，須患有無法治癒的病，並為此無法持續承受痛苦
者，才可申請協助死亡。

　　　　　（諮詢／安樂善終促進會理事長傅俊豪、魏怡嘉整理）

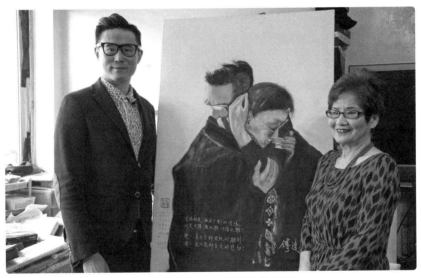

傅達仁無憾的走，家人縱使不捨，也有著些許的安慰。

CARE51

樂活一生：有尊嚴又快樂的活一輩子

作　　者— 魏怡嘉 & 黃子明等著、中國時報編
圖片提供— 中國時報
策劃總監— 郭石城
副 主 編— 謝翠鈺
行銷企劃— 江季勳
視覺設計— SHRTING WU

董 事 長— 趙政岷
出 版 者— 時報文化出版企業股份有限公司
　　　　　108019 台北市和平西路三段二四〇號七樓
　　　　　發行專線—〔〇二〕二三〇六六八四二
　　　　　讀者服務專線—〇八〇〇二三一七〇五
　　　　　　　　　　　〔〇二〕二三〇四七一〇三
　　　　　讀者服務傳真—〔〇二〕二三〇四六八五八
　　　　　郵撥——九三四四七二四時報文化出版公司
　　　　　信箱——〇八九九　台北華江橋郵局第九九信箱
時報悅讀網— http://www.readingtimes.com.tw
法律顧問— 理律法律事務所　陳長文律師、李念祖律師
印　　刷— 勁達印刷有限公司
初版一刷— 二〇二〇年五月一日
定　　價— 新台幣三二〇元

缺頁或破損的書，請寄回更換

樂活一生：有尊嚴又快樂的活一輩子 / 魏怡嘉 & 黃子明等作、
中國時報編
　作 . -- 初版 . -- 臺北市：時報文化，2020.05
　面；　公分 . --〔CARE；31〕
　ISBN 978-957-13-8169-5〔平裝〕

1. 醫藥保健 2. 生死醫病 3. 社會議題

419.825　　　　　　　　　　　　　109004503

ISBN 978-957-13-8169-5
Printed in Taiwan

時報文化出版公司成立於一九七五年，並於一九九九年股票上櫃公開發行，於二〇〇八年脫離中時集團非屬旺中，以「尊重智慧與創意的文化事業」為信念。